Veröffentlichungen

aus dem Gebiete des

Militär-Sanitätswesens.

Herausgegeben

von der

Medizinal-Abteilung

des

Königlich Preussischen Kriegsministeriums.

Heft 22.
Ueber Erkennung und Beurteilung von Herzkrankheiten.

Vorträge aus der Sitzung des Wissenschaftlichen Senats bei der Kaiser Wilhelms-Akademie für das militärärztliche Bildungswesen am 31. März 1903.

Springer-Verlag Berlin Heidelberg GmbH
1903

Ueber Erkennung und Beurteilung

von

HERZKRANKHEITEN.

Vorträge

aus der

Sitzung des Wissenschaftlichen Senats bei der Kaiser Wilhelms-Akademie für das militärärztliche Bildungswesen

am

31. März 1903.

Springer-Verlag Berlin Heidelberg GmbH
1903

ISBN 978-3-662-34178-0   ISBN 978-3-662-34448-4 (eBook)
DOI 10.1007/978-3-662-34448-4

Denkschrift

über die Frage

a) in wie weit die frühzeitige Erkennung der nicht auf Klappenfehlern beruhenden Herzkrankheiten durch exakte Untersuchungsmethoden möglich ist

b) wie diese Methoden praktisch militärärztlich am zweckmäßigsten anzuordnen und durchzuführen sind.

Während die Zahl der Infektionskrankheiten in den letzten 10 Jahren in der Armee von Jahr zu Jahr abgenommen, während weiter der Verlust der Armee an Mannschaften infolge von Krankheiten der Atmungsorgane sich seit 10 Jahren allerdings nur in ganz geringem Grade vermindert hat, ist bei den Herzkrankheiten in dem gleichem Zeitraume eine Steigerung ihres Vorkommens beobachtet. Geht man in der Beobachtung noch auf etwas längere Zeit zurück, so betrug der Krankenzugang im Durchschnitt der Jahre

1881/82 bis 1885/86	. . .	563,4 M.	= 1,5 $^o/_{oo}$	Kopfstärke
1886/87 „ 1890/91	. . .	840,2 M.	= 2,0 $^o/_{oo}$	„
1891/92 „ 1895/96	. . .	1357,1 M.	= 2,8 $^o/_{oo}$	„
im Jahre 1896/97	. . .	1476 M.	= 2,9 $^o/_{oo}$	„
„ „ 1897/98	. . .	1571 M.	= 3,1 $^o/_{oo}$	„
„ „ 1898/99	. . .	1662 M.	= 3,2 $^o/_{oo}$	„
„ „ 1899/1900	. .	1631 M.	= 3,1 $^o/_{oo}$	„

Im Berichtjahr 1900/1901 wurden wegen Herzkrankheiten als dienstunbrauchbar entlassen 1334 Mann, als invalide 911 Mann.

Aber nicht allein in der Armee selbst ist die Zunahme der Herzfehler beobachtet, sondern Hand in Hand mit dieser Erscheinung geht die Steigerung der vorkommenden Herzfehler in der militärpflichtigen Bevölkerung überhaupt. Bei der Musterung und Aushebung findet sich der zahlenmäßige Nachweis hierfür. Unter 1000 Vorgestellten wurden:

1894 . . . . 9,9 ⁰/₀₀ 1897 . . . . 14,7 ⁰/₀₀
1895 . . . . 12,1 ⁰/₀₀ 1898 . . . . 17,4 ⁰/₀₀
1896 . . . . 13,0 ⁰/₀₀

der Militärpflichtigen herzleidend befunden und deshalb als untauglich für den Heeresdienst erklärt. Ihre Zahl hat sich also in diesem Zeitabschnitt fast verdoppelt. Besonders häufig haben sich Herzfehler in ganz bestimmten Gebieten des Reiches gefunden; die Provinzen Hannover, Sachsen, das Großherzogtum Hessen und die thüringischen Staaten bilden das Zentrum, an welches sich Teile der Rheinprovinz, der Provinz Brandenburg und des Großherzogtums Baden anschließen. Einige Beobachter wollen diese Zunahme der Herzkrankheiten mit den in den letzten Jahrzehnten aufgetretenen Grippe-Epidemieen in Zusammenhang bringen, doch darf bei dieser Vermutung nicht übersehen werden, daß auch in anderen Ersatzbezirken, vornehmlich in Ostpreußen, wiederholt heftigere und umfangreichere Grippe-Epidemieen vorkamen, ohne daß eine Zunahme der Herzfehler in der Folgezeit beobachtet ist.

In den Rapporten werden die Krankheiten des Herzens bisher in 5 verschiedenen Nummern:

64 Entzündung des Herzbeutels
65 Idiopathische Herzvergrößerung
66 Erkrankungen der Herzklappen
67 Nervöse Störungen der Herztätigkeit
68 Andere Herzkrankheiten

verrechnet.

Unter diesen Gruppen weist die der „nervösen Störungen der Herztätigkeit" im Jahre 1900/01 den stärksten Zugang, nämlich 759 auf, die der „Herzklappen-Erkrankungen" folgt mit 612, weiter kommen die „anderen Herzkrankheiten" mit 126, die „idiopathische Herzvergrößerung" mit 99, und es schließt die Gruppe: „Entzündung des Herzbeutels" mit nur 35 Zugängen. Es ist wohl ohne weiteres klar, daß unter die erstgenannte Gruppe „nervöse Störungen der Herztätigkeit" nicht wenige Fälle von Herzmuskelerkrankungen und wohl auch Herzgefäßerkrankungen, sowie Erkrankungen des arteriellen Gefäßsystems mit eingereiht sind, welche klinisch das Bild nervöser Herzstörungen darboten.

Während nun die physikalische Diagnose die ausgebildeten und in Entstehung begriffenen Herzklappenfehler bei einiger Aufmerksamkeit nicht oder doch nur ausnahmsweise übersehen lassen wird, selbst wenn ein wenig geübter Diagnostiker mit der exakten Diagnose Irrtümer begehen mag, liegen die Verhältnisse doch viel komplizierter bei der Feststellung der Herzmuskel-, Herzgefäß-, Herznerven-Krankheiten.

Bei der Musterung und Aushebung sind, ganz abgesehen von betrügerischen Manipulationen zur Vortäuschung von Herzkrankheiten behufs Militärbefreiungen, mechanische (in Folge zurückgelegter Märsche zum Aushebungsort), chemisch-toxische (Alkohol, Nikotin), psychische (seelische Aufregung) Einflüsse so zahlreich und so wenig kontrollierbar auf die Herztätigkeit einwirkend vorhanden, daß es hier ungleich schwerer erscheint, die Leistungsfähigkeit des Herzens bei dieser Gelegenheit erfolgreich zu prüfen. Immerhin wären gewisse Anhaltspunkte zur möglichst frühzeitigen Aussonderung der für den Heeresdienst Untauglichen besonders erwünscht. Anders nach Eintreffen der Mannschaften beim Truppenteil. Hier sind exakt-wissenschaftliche Untersuchungen derjenigen neu eingestellten Leute, welche Störungen in der Herztätigkeit zeigen, sei es in Verbindung mit dem Dienst bei der Truppe, sei es im Lazarett, zur Feststellung des Zustandes ihres Herzens in jedem Falle sehr wohl durchzuführen. Wie wichtig derartige Feststellungen, abgesehen von der Frage der frühzeitigen Entlassung der betreffenden Leute, sind, lehren auch noch die Beobachtungen über die Fälle von plötzlichem Herztod in der Armee.

Diese Todesursache war auf den Zählkarten der Verstorbenen bei Leuten, welche nicht vorher krank und also auch nicht in Behandlung waren, also außer militärärztlicher Behandlung plötzlich gestorben sind, in den Rapportjahren 1896 bis 1902 im ganzen 70 mal angegeben.

Diese Fälle verteilen sich:

1896/97	. . . 10	1899/1900	. . . 9
1897/98	. . . 14	1900/01	. . . 19
1898/99	. . . 4	1901/02	. . . 14

Von diesen 70 Verstorbenen sind 35 obduziert. Unter den Angaben der Obduktionsergebnisse ist 20 mal Herzvergrößerung, 2 mal Fettherz, 1 mal akute Herzdehnung, 4 mal Herzklappenveränderungen, 1 mal Herzverlagerung durch enorme Dickdarmauftreibung, 3 mal Alkoholvergiftung, 1 mal Blasenwurm im Gehirn, 1 mal Epilepsie (?), 1 mal Schilddrüsenvergrößerung, 1 mal Nierenentzündung vermerkt. Klinische Symptome waren in 60 dieser plötzlichen Todesfälle nicht vorausgegangen oder wenigstens nicht bekannt geworden. In den übrigen 10 Fällen konnte festgestellt werden: 3 mal voraufgegangene Herzkrankheiten (2 davon waren bereits als dienstunbrauchbar eingegegeben, aber noch nicht anerkannt), 3 mal Alkoholvergiftung, 1 mal

Mandelentzündung, 1 mal Mandelabszeß, 1 mal akute Nierenentzündung, 1 mal „Trinken bei erhitztem Körper".

Abgesehen von den Alkoholvergiftungen, dem Blasenwurm im Gehirn und den Nierenentzündungen lassen es die obigen Krankheitsfälle wahrscheinlich erscheinen, daß sie nicht plötzlich tödlich geendet hätten, wenn die Erkrankten ein intaktes, gesundes Herz gehabt hätten.

Die Leitung des Heeres-Sanitäts-Dienstes hat ein lebhaftes Interesse daran, den mit der Untersuchung der Mannschaften bei den Truppen betrauten Sanitätsoffizieren möglichst eingehende und praktisch überall durchführbare Methoden an die Hand zu geben, auch diejenigen Herzkranken, welche mit weniger ausgesprochenen oder schwer feststellbaren Herzleiden behaftet sind, herauszufinden und sie den Anstrengungen des aktiven Militärdienstes nicht auszusetzen, sondern frühzeitig zu entlassen. Nicht minder wichtig ist im Interesse der Wehrhaftigkeit des Reiches dabei die Frage, inwieweit Leute mit anscheinenden (vermutlich nervösen) Herzbeschwerden noch als tauglich für den Waffendienst bezeichnet werden können. Anscheinend wird diesbezüglich in den verschiedenen Armeekorps verschieden verfahren, je nachdem einzelne Gutachter mehr oder weniger Gewicht auf die einzelnen Symptome der sogenannten nervösen Herzstörungen legen.

Zur Klärung der ganzen Angelegenheit ist es der M. A. erwünscht, nachstehende Fragen im wissenschaftlichen Senat erörtert zu sehen:
1. Welche Gründe lassen sich für die Zunahme der Herzkrankheiten in der wehrpflichtigen Bevölkerung und in der Armee finden?
2. Welchen Einfluß üben die Veränderungen des Herzens und des arteriellen Gefäßsystems auf die Militärdienstfähigkeit aus, insbesondere welche Arten von Kreislaufstörungen schließen den Dienst im stehenden Heere überhaupt aus, und welche lassen den Dienst bei gewissen, näher zu bezeichnenden Waffengattungen zu?
3. Wie sind diese Veränderungen am besten zu erkennen
   a) durch Untersuchungsmethoden, welche beim Ersatzgeschäft anwendbar sind,
   b) durch Untersuchungsmethoden im Revier, im Lazarett, bezw. durch klinische Beobachtung.

I. Ueber Herzkrankheiten in der Armee.

Von

Prof. Dr. **Fr. Kraus,**

Geh. Med.-Rat und Direktor der II. med. Klinik der Universität Berlin.

Die mir gestellte Aufgabe glaube ich nicht darin erblicken zu können, daß ich einen vollständigen Bericht über Alles gebe, was augenblicklich die pathologische Physiologie und die Klinik in einer rein wissenschaftlichen Diskussion der beiden vorliegenden Fragen zu leisten vermögen. Denn selbst, wenn ich die Geduld der Mitglieder dieses Senates ganz ungebührlich in Anspruch nehmen wollte, würde die Zeit in keiner Weise dazu langen. Ich erbitte mir vielmehr bloß die Erlaubnis zur Besprechung einiger Spezialaufgaben, welche uns auf diesem Gebiete vorwiegend praktisch beschäftigen und deren Lösung möglich erscheint.

1. Die uns vorliegende Denkschrift verweist auf die Tatsache der Steigerung des Vorkommens der Herzkrankheiten in der Armee selbst und in der militärpflichtigen Bevölkerung überhaupt während der letzten 20 Jahre, besonders jedoch in der allerletzten Zeit: die Zahl der bei der Musterung und Aushebung herzleidend Befundenen hat sich 1897—1898 beinahe verdoppelt. Der Herr Referent hält nach seinen Wahrnehmungen die jüngst in Deutschland wieder stärker hervorgetretene Grippe nicht für unschuldig an der Vermehrung der Herzkrankheiten unter der militärpflichtigen Jugend. Hierzu möchte ich bemerken, daß nach allem, was wir über Morbiditäts- und Mortalitätsstatistik wissen, die zivile Bevölkerung bei einer größeren Gesamtsterblichkeit eine geringere Mortalität an Krankheiten der Zirkulationsorgane aufweist, als die Armee; erfahrungsgemäß wächst ferner die Sterblichkeit an Herzkrankheiten in der zivilen Bevölkerung mit der Zunahme der Jahre bedeutend. Die Erklärung hierfür scheint

mir vorwiegend darin zu liegen, dass die Myopathieen des Herzens und die Herz- und Gefäßneurosen auch vor dem 40. Lebensjahre viel häufiger sind als die Klappenfehler. Die maßgebendsten Ursachen dieser Art von Herzaffektionen aber sind Infekte, starke Muskelanstrengung, dauernde oder wiederholte heftige nervöse Erregungen und Alkoholismus. Die übermäßigen Muskelanstrengungen möchte ich dabei unterstreichen: es ist kaum zu weit gegangen, wenn man annimmt, daß diese letzteren bei Vorhandensein eines oder mehrerer der übrigen angeführten ätiologischen Momente mit den Ausschlag für die Lokalisation des Krankheitsprozesses gerade am Herzen geben. Da aber Handwerke, welche einen besonders hohen Kraftaufwand erfordern, eine Muskelentwicklung voraussetzen, wie sie überhaupt zumeist nur dem Jünglings- und dem mittleren Mannesalter innewohnt, und da wohl auch vielfach ein ähnlicher Kraftaufwand bei Erlernung gewisser Handwerke einem nicht genügend gekräftigten Organismus zugemutet werden, treten diese Krankheitserscheinungen mit Vorliebe im Alter von etwa 20—40 Jahren auf, in welche Zeit auch der Soldatenstand fällt.

2. Der Herr Referent spricht sich dafür aus, die bisher in den Rapporten befolgte Einteilung, nach welcher die Krankheiten des Herzens in 5 Nummern: 64 Entzündung des Herzbeutels, 65 idiopathische Herzvergrößerung, 66 Erkrankungen der Herzklappen, 67 nervöse Störungen der Herztätigkeit, 68 andere Herzkrankheiten verrechnet werden, fallen zu lassen und durch eine andere bessere zu ersetzen. Betrachtet man statistisch die Aufteilung der Herzkrankheiten in der Armee seit 1896 auf diese Unterabteilungen, so gewinnt man in der Tat nicht den Eindruck, daß die vorliegenden Zahlenangaben den wirklichen Morbiditätsverhältnissen genau entsprechen können: die Zahl der als nervös aufgefaßten Störungen der Herztätigkeit tritt etwas zu stark hervor, die Myopathieen des Herzens erscheinen entschieden zu wenig betont. Im allgemeinen möchte ich hier hervorheben, daß Herz- und Gefäßkrankheiten ein zusammengehöriges Ganze bilden. Viel mehr vielleicht als auf anderen Gebieten ist ferner bei den Herzkrankheiten das Ziel jeder Diagnose nicht bloß die Einreihung des gegebenen Falles in diese oder jene Rubrik; diese ist allerdings eine notwendige Voraussetzung. Wesentlich bleibt aber auch die Feststellung, in welchem Grade der Kranke durch sein Leiden geschädigt ist. Gegen die Nummer 64 (Entzündung des Herzbeutels) läßt sich nichts einwenden. Speziell bei der Obliteration des Perikards ist unser diagnostisches Können wohl ein ziemlich begrenztes:

sollte sich übrigens ein Fall, in welchem straffe Verwachsung und stark herabgesetzte Herzkraft vorliegen, der speziellen anatomischen Diagnose entziehen und der Rubrik: chronische Insuffizienz des Herzens zugewiesen werden, so würde es sich durchaus nicht um einen folgenschweren Irrtum handeln. Auch No. 66 (Erkrankungen der Herzklappen) wird beizubehalten sein und zwar am besten unter der bisherigen Bezeichnung. Denn das Endocard ist hier ja nicht der ausschließlich geschädigte Teil und das Verhalten des Gesamtkreislaufs ist auch unter diesen Bedingungen wesentlich durch die funktionelle Beschaffenheit des Herzmuskels mitbestimmt. Eine scharfe Abtrennung der Klappenfehler von den Myopathieen des Herzens erscheint indessen nicht bloß aus historischen Gründen gerechtfertigt (seitdem durch die großen Anatomen der letzten Jahrhunderte die Grundlage für eine Entwicklung der Lehre von den Herzkrankheiten geschaffen und mit Hilfe der sog. physikalischen Untersuchungsmethoden auch die Möglichkeit gegeben war, anatomische Veränderungen von Herzteilen, in erster Linie der Klappen, mit verhältnismäßig großer Sicherheit zu erkennen, wurde in der Folge, namentlich bei uns, dieser Teil der Kreislaufpathologie sehr ausschließlich kultiviert), — sondern vor allem deshalb, weil die Klappenfehler doch ganz eigenartige Verhältnisse bedingen. In derselben Rubrik werden auch die angeborenen Klappenfehler und Mißbildungen des Herzens unterzubringen sein, denn diese beiden hängen in der Regel innig zusammen. Dagegen paßt die akute Endocarditis ebenso wie die akute Myocarditis nicht gut in den Rahmen der chronischen Erkrankungen des Endo- und des Myokards, sodaß es sich empfehlen dürfte, dieselben unter eine besondere Nummer zu bringen. Vollständig anschließen muß ich mich den Ausführungen des Herrn Referenten über die sog. „idiopathische" Herzvergrößerung (No. 65). Wir verdanken die Feststellung des festen Zusammenhanges von Herzhypertrophieen mit gewissen Hindernissen der Zirkulation an den Klappen der pathologischen Anatomie, man konnte verallgemeinernd feststellen: Hypertrophie eines Herzabschnittes zeigt erhöhte Arbeitsleistung an. Als es nun galt, für gewisse andersartige Fälle zu untersuchen, wodurch die als Voraussetzung einer vorhandenen Hypertrophie anzunehmenden erhöhten Anforderungen bedingt waren, und die Anatomie in einer Reihe von Fällen die Ursache nicht direkt nachzuweisen vermochte, wurde die Bezeichnung dieser Hypertrophieen als idiopathische eingeführt, ein Name, welcher berechtigt war für die, welche sich mit absoluter Konsequenz auf den exklusiv anatomischen Standpunkt stellten. Für die Mehrzahl der Pathologen gilt dieser jedoch hier nicht uneingeschränkt, wir spüren lieber aus ganz allgemeinen Gesichtspunkten den Gründen für die Steigerung der Anforderungen nach: dieselben können entweder in der Erkrankung anderer Organe als das Herz liegen oder in zunächst als funktionell charakterisierten Anomalieen. Ich stelle es deshalb der Erwägung anheim, an Stelle der bisherigen Nummer 65 (idiopathische Herzvergrößerung) in den Rapporten die in der klinischen Pathologie bereits das Bürgerrecht genießende Rubrik: Insufficientia chronica cordis zu setzen. Dieser weite Begriff umfaßt vor allem die chronischen Funktionsstörungen des Herzens, welche durch eine Schädigung des Myokards entstehen. Da im Einzelfall und teilweise selbst in genere nicht immer scharf unterschieden werden kann zwischen Herzinsuffienz und Herzmuskelinsuffizienz, darf der Begriff nicht zu eng gefaßt werden, auch die gegenwärtig als rein nervös gedeuteten Störungen der Herztätigkeit (und derjenigen der Gefäße) können zu relativer Insuffizienz führen. Eine solche Zusammenfassung der verschiedenen Herzmuskelaffektionen zu einer besonderen klinischen Gruppe wird uns geradezu aufgenötigt durch weitgehende Gleichartigkeit der Symptome, sowie durch die täglich in der Praxis zu machende Erfahrung, daß wir beinahe selten wirklich reinen einschlägigen Krankheitsbildern begegnen; meist handelt es sich im gegebenen Falle um eine Kombination verschiedener anatomischer und funktioneller Schädlichkeiten, von deren wechselndem Einfluß der Decursus morbi abhängt. Natürlich muß dem Arzte nachdrücklichst zur Pflicht gemacht werden, in jedem Einzelfall auch die detaillierte Diagnose des anatomischen Substrates zu stellen, denn davon hängt ceteris paribus in der Regel die Prognose ab. Aber man gelangt in der Praxis hierüber öfter nicht zu einer scharfen Entscheidung, und ebensowenig auch in Betreff der Frage, ob die vorhandenen Leistungsstörungen des Herzens ausschließlich oder überwiegend durch grob anatomische oder durch funktionelle Schädigung des Myokards entstanden sind. Ich glaube nun, daß, soweit es sich überhaupt um Zirkulationsstörungen handelt, die wichtigsten praktischen Aufgaben des Militärarztes auf dem Gebiete der diagnostischen Kriterien gerade dieser chronischen mangelhaften Leistungsfähigkeit des Herzens liegen. Nicht als ob die Erkennung einer ausgebildeten beiderseitigen Herzinsuffizienz besondere Schwierigkeiten machen könnte, ihr Krankheitsbild gehört zu den typischsten der klinischen Pathologie. Schon weniger einfach aber liegt die Sache, wenn bloß eine Kammer vorwiegend die geschwächte ist und sog. relative Klappeninsuffizienzen hinzukommen. Besonders schwierig endlich wird das Urteil, ob ein Herz, welches scheinbar gesund ist, wenigstens in der Ruhe und selbst bei mittlerer Muskeltätigkeit keine Beschwerden verursacht, den höheren Anforderungen des militärischen Dienstes nachzukommen vermag. Deswegen wären in die Rubrik: chronische Insuffizienz des Herzens nicht etwa bloß die alsbald zu schweren Folgeerscheinungen führenden Affektionen des Myokards, wie die Koronarsklerose und das Herz bei allgemeiner Arteriosklerose (1), die chronische Myocarditis (2), die Syphilis des Herzens (3), die Herzerkrankung bei Lungen- und Nierenleiden (4), sondern auch die Herzbeschwerden der Fettleibigen (5), die Herzmuskelinsuffizienz der Biertrinker und Alkoholisten (6), die Herzaffektionen nach muskulärer Ueberanstrengung (7), die angeboren-konstitutionelle Schwäche des Herzens (8), die Herzmuskelinsuffizienz nach allgemeinen Ernährungsstörungen sowie bei Anaemie und in Folge ungenügender Uebung der Herzkraft (9), die Herzaffektion bei angeborener Angustie der Aorta (10), die Herzvergrößerung durch übermäßige nervöse Erregungen (11), die vasomotorischen Neurosen (12), die eigenartigen Formen der paroxysmellen Tachykardie (13) und die chronische Erkrankung nach Unfällen (14) aufzunehmen. Auch gewisse pathologische Seltenheiten von minderem praktischen Interesse wie die Tuberkulose, die Aktinomykose, die Tumoren und Parasiten des Herzens (15) werden hier ihre Stelle finden. Selbstverständlich würden diese Unterabtheilungen nicht etwa in die Drucksorten gehören: ihre Aufzählung wäre der Gegenstand einer speziellen Erläuterung. Eine kurze, etwa tabellarische Anleitung, auch wenn sie die selteneren Vorkommnisse berücksichtigt, schiene mir in diagnostischer Beziehung für den jüngern Militärärzt kaum genügend. Denn es handelt sich hier ja gerade um die initialen, weniger ausgeprägten oder die komplizierten Fälle. Besser würde diesem Zwecke eine lehrhaft gehaltene Abhandlung in einer militärärztlichen Zeitschrift oder in einem Bande der v. Colerbibliothek entsprechen.

Wollte man sich daher wirklich entschließen, die bisherige Einteilung der Herzkrankheiten fallen zu lassen, so könnte man sie vielleicht durch folgende ersetzen:

64 Entzündung des Herzbeutels,
65 Chronische Insuffizienz des Herzens,
66 Erkrankungen der Herzklappen,
67 Akute Endocarditis,
68 Akute Myocarditis.

3. Zur frühzeitigen Erkennung der nicht auf Klappenfehlern beruhenden Herzerkrankungen müssen dieselben **Untersuchungsmethoden** herangezogen werden, welche auch sonst bei den Krankheiten des Herzens und der Gefäße gebraucht werden: eine besonders eingehende Anamnese, bezw. genaue Erhebung der subjektiven Herz- und sonstigen Beschwerden, die Untersuchung des Herzens durch Inspektion, Palpation, Perkussion, Auskultation, die Prüfung der Arterienspannung, der Weite der Arterien, der Frequenz, des Rhythmus und der Größe des Pulses sowie der auskultatorischen Erscheinungen an den Gefäßen mit Hilfe des tastenden Fingers, des Sphygmochronographen, des Tachographen (v. Kries) und des Stethoskops, die Untersuchung der Venen (Ausdehnung, pulsatorische Erscheinungen), die Prüfung der Funktion des Herzens, die Feststellung der Abweichung am übrigen Körper (Nervensystem, Lungen, Nieren, Geschlechtsorgane, Leber, Milz, Magen-Darmkanal, Haut, seröse Säcke). **Also eine ganze Untersuchung des Kreislaufs sowie des übrigen Organismus nach einem vorzuschreibenden Schema, welches den nötigen freien Spielraum gestattet,** samt der Vorgeschichte des Patienten soll in erster Linie belehren über die Leistungsfähigkeit des Herzens.

Was jedoch zunächst die sorgfältige Erhebung der Anamnese anbelangt, so nähert sie uns bloß einen Schritt dem Ziele der Diagnose mangelhafter Leistungsfähigkeit des Herzens. Ihre Angaben erwecken allerdings in der Regel zuerst den Gedanken, daß ein Herz, welches bei der gewöhnlichen physikalischen Untersuchung keinerlei sinnenfällige Abnormitaten aufweist, doch größere Füllungen oder Widerstände schwer zu bewältigen vermag. Man findet da die mannigfachsten Angaben: der Eine kann nicht laufen, nicht bergsteigen, der Andere nicht tanzen, ein Dritter vermag scheinbar alles zu tun, bei genauerem Zusehen bemerkt man aber, daß es bloß bis zu einem bescheidenen Maße geht, oder daß sich dabei abnorme Reaktionen zeigen: zu starkes Schwitzen, Blässe der Haut bei starker Muskelanstrengung, unverhältnismäßig heftige und langandauernde Palpitationen, Schwindel, Ohnmacht u. s. w. So vermag man sich wohl aus der Geschichte des Patienten und aus der Beobachtung desselben bei den **Verrichtungen des gewöhnlichen Lebens** und selbst des **Berufes** eine gewisse Vorstellung über den Grad einer kardialen Funktionsstörung zu bilden. Aber dieselbe bleibt doch eine oberflächliche und ist um so ungewisser, als sie, wenigstens sehr vorwiegend, auf den Wahrnehmungen und Behauptungen des Kranken selbst beruht. An sich selbst beobachten ist schon für den Geschulten schwer, für den Ungeübten deswegen so unsicher, weil er mit der Empfindung direkt verbundene Vorstellungen und mehr oder weniger ausgedehnte Reflexionen darüber nicht trennen kann. Wir wissen Alle, in welch ausgedehntem Maße die Vorstellung von Beschwerden seitens irgend welcher Organe durch innere Reize schon zu entstehen oder doch gesteigert zu werden vermag. Dazu kommt endlich noch, daß auch bei verschiedenen Menschen, u. zw. solchen verschiedener Konstitution und verschiedener Lebensgewohnheiten die Leistungsfähigkeit des Herzens durchaus nicht die gleiche ist. Wir brauchen hier allerdings nicht ausschließlich mit den Begriffen der „kongenitalen Anlage" und der „Gewohnheit" zu rechnen, deren genaue Zergliederung einer besser unterrichteten Zukunft vorbehalten bleibt, wir können, wie sich Manche experimentell überzeugt haben, ein „erstarktes" Herz bei Tieren, die von frühster Jugend auf viel laufen mußten, gegenüber dem schwachen solcher Tiere desselben Wurfs, welche eingesperrt und muskelträge bei eiweißarmer fettreicher Kost gehalten waren, anatomisch mittels der neueren Messungsmethoden (W. Müller) direkt demonstrieren. Aber mit den sogenannten physikalischen klinischen Methoden diagnostizieren können wir das erstarkte Herz bisher ebensowenig, wie das konstitutionell schwache.

Ueberhaupt nur in verhältnismäßig recht beschränktem Maße verschafft uns die „physikalische" Untersuchung des ruhenden Menschen Aufklärung über die Frage: wie arbeitet das Herz? Ist es in einem gegebenen Falle möglich, auf Grund des klinischen Befundes ganz bestimmte anatomische Substrate anzunehmen, so ist damit allerdings öfter auch schon ein für gewisse praktische Zwecke ausreichendes Urteil über die Leistungsfähigkeit des betreffenden Herzens gegeben. Liegen z. B. die Zeichen eines Klappenfehlers vor, so kann das Herz trotzdem verhältnißmässig recht leistungsfähig sein, falls seine Muskulatur keine destruktive Veränderung aufweist. Auch bei guter Kompensation eines Klappenfehlers sind aber Kreislaufstörungen da und diese wachsen erfahrungsgemäß rasch, sobald größere Anforderungen, etwa solche nach Art des militärischen Dienstes, herantreten: ein mit einem ausgeprägten Klappenfehler behaftetes Individuum erscheint mir sonach im allgemeinen nicht tauglich für den letzteren. Ferner wissen wir, daß mangelhafte Blutzufuhr zu größeren Herzteilen, also höhere Grade von Anämie, Funktionsunfähigkeit zur Folge haben, und daß auch Entzündungen, sowohl akute wie chronische, ungünstig auf die Leistung einwirken. Auch ist es wohl recht naheliegend, daß die spezielle Lokalisation der Entzündungsherde am Herzen, sowie die verschiedene Natur der Entzündungsprozesse von verschiedener Bedeutung sind: leider lassen sich jedoch die beiden letzterwähnten Momente nur recht ausnahmsweise diagnostisch schärfer beurteilen. Noch einen Grad dunkler liegt die funktionelle Beeinflussung der verschiedenen parenchymatösen Degenerationen, speziell der fettigen, ganz abgesehen davon, daß deren verschiedene Formen klinisch meist nicht sicher auseinandergehalten werden können.

Was wir also brauchen, wäre eine objektive und quantitative Prüfung der Leistungsfähigkeit des Herzens kranker Individuen, genau so, wie wir bei anderen Körperfunktionen die Grenzen der Leistung untersuchen. Welchen Fortschritt hat z. B. die Beurteilung des Diabetes mellitus erreicht, seitdem man sich gewöhnt hat, dessen Grad exakt am ausgeschiedenen Harnzucker zu schätzen, trotzdem letzterer nicht der einzige Gradmesser des Leidens ist! Leider stehen wir erst mitten in einer fließenden Entwickelungsperiode der funktionellen Herzdiagnostik; mit gesichertem wissenschaftlichen Besitztum, welches ohne Rückhalt der Praxis überantwortet werden dürfte, haben wir es hier nirgends zu tun.

Ganz allgemein führen wir die Erscheinungen von Funktionsschwäche zurück auf einige wenige Zustände des Muskels, deren Bedeutung uns durch das Experiment klar wurde oder wenigstens aus Analogieschlüssen sich beurteilen läßt. So schätzen wir beispielsweise die herzschädigende Wirksamkeit gewisser Gifte gewöhnlicher Art und verschiedener bakterieller Toxine ein. Viel unklarer ist das Vorkommen und die Wirkungsweise zweier weiterer in der Pathologie vielfach verwerteter Begriffe. Es ist zunächst wohl kaum zweifelhaft, daß das Herz wie jeder andere quergestreifte Muskel ermüden kann. In Betracht kommt hier das reine Phänomen der Ermüdung bei einem an sich gesunden Myokard und die besonders leichte Ermüdung des anatomisch veränderten, z. B. des entzündeten Herzmuskels. Leichtherzige Annahmen können da sehr gefährlich werden, es werden in den Ermüdungsbegriff Dinge hineingebracht, die in denselben nicht einfach hineingehören. So hat man gemeint, daß sich im Zustande der Ermüdung der betreffende Teil auch des sonst normalen Herzens erweitere. Dies wäre praktisch von größter Wichtigkeit, denn damit würde der Ermüdungszustand einfach der direkten klinischen Diagnose zugänglich. Dies führt mich zur Erörtung des zweiten Momentes, welches ich bereits oben mit ins Auge gefaßt habe, und welches ebenfalls öfter zur Erklärung von Herzinsuffizienz herangezogen wurde: die sog. Ueberdehnung des Herzens. Dieser letztere Begriff bereitet nicht bloß dem physiologischen Verständnis entschiedene Schwierigkeiten, es läßt sich auch an der Hand von Tatsachen nachweisen, daß man die Leistungsfähigkeit zunächst des gesunden Herzens keineswegs nach einem unter gewissen Bedingungen provozierten Größenwechsel beurteilen kann. Das Maßgebende für jede wirklich rasch eintretende Ueberdehnung des Herzens ist eine tiefgreifende physikalische Veränderung des Myokards. Es geht nicht an, den Begriff der Ueberdehnung von dem passiv ausgezogenen Kautschuk auf die sich kontrahierende Muskelfaser zu übertragen und zu schließen, daß analog der elastischen Nachwirkung durch Ueberdehnung, welche nur einigemale eingetreten ist, der gesunde Herzmuskel in seinen Lebenseigenschaften so schwer beeinflußt wird.

Manche Herzpathologen sind in Bezug auf die funktionelle Herzdiagnostik geradezu von einem einfachen Parallelismus zwischen Größenwechsel und Leistungsfähigkeit des Herzens ausgegangen. Das Optimum der Herzleistung sei dann gegeben, wenn gerade soviel Blut im Herzen vorhanden ist, als fortbewegt werden muß. Jede Vermehrung des Blutgehaltes sei mit Erweiterung verbunden und im Sinne der Oekonomie des Organs ein Schaden, da das Herz, ohne mehr für den Körper hervorzubringen, sich genau im Verhältnis zur eingetretenen Vergrößerung überarbeite. Die bloße Feststellung der augenblicklich vorhandenen Herzgrenzen würde somit ganz direkt und mit aller Genauigkeit zu beurteilen gestatten, ob eine Handlung des Patienten geschadet hat, die beginnende Ueberdehnung müßte scharf die Grenzen auch der normalen Leistungsfähigkeit kennzeichnen. Die mindeste Voraussetzung für diese Art zu überlegen und zu untersuchen wäre aber der tatsächlich erbrachte Nachweis des Bestehens plötzlich einsetzender und ebenso rasch wieder zurückgehender Erweiterungen einzelner Höhlen, bezw. des ganzen Herzens auch im gesunden Zustande schon auf gewisse stärkere Anforderungen hin. Auch das normale Herz müßte die Eigenschaft besitzen, unter dem Einfluß stärkerer Füllung oder bei erhöhten Widerständen sich einfach zu dehnen wie ein geblähter Gummiballon, um kurze Zeit darauf wieder zu den alten Maßen zurückzukehren.

Was besitzen wir nun für technische Hilfsmittel zur Herstellung der wirklichen Herzgröße? Außer der Palpation des Spitzenstoßes bedienen wir uns hierzu der Perkussion (eventuell der bisher unterschätzten Ebstein'schen Tastperkussion), sowie, und zwar mit größtem

Vorteil, der Durchleuchtung mit Röntgenstrahlen in der von Grunmach, Levy-Dorn und Moritz angewendeten Art, Lichtquelle und Schreibstift einander unverrückbar gegenüberzustellen, sodaß die Lichtquelle jeder Bewegung des Stiftes folgt. Die von manchen verwendete Bacci-Bianchi'sche Streichmethode hingegen ist, darin stimmen weitaus die meisten urteilsfähigen Beobachter überein, entbehrlich.

Nach Maßgabe der mittels Orthodiagraphie gewonnenen Ergebnisse muß man die Existenz einer akuten Dilatation des normalen Herzens selbst unter Bedingungen, wo eine Ueberanstrengung wirklich bereits sonstige grob nachweisliche Störungen der Funktion (starke Palpilationen, Arhythmie, Dyspnoe etc.) hervorgerufen hat, überhaupt in Abrede stellen. Nachdem ich selbst durch einschlägige klinische Beobachtungen mir ein Urteil hierüber gebildet, hat mein Assistent, Dr. de la Camp, im Röntgenlaboratorium der II. med. Klinik diese Dinge einer neuerlichen klinischen und vor allem der experimentellen Prüfung unterworfen. Bei Hunden ist das Herz besonders genau orthodiagraphisch aufzunehmen. Gesunde Tiere bekommen beim angestrengten Laufen im Radkasten überhaupt keine Ausdehnung des Herzens, und selbst Hunde mit künstlich erzeugten Klappenfehlern verhalten sich weitaus in der Regel ganz ähnlich. Das Herz muß durch schwere Intoxikationen, starke wiederholte Blutentziehungen, febrile Infekte ernstlich in seiner intimen Struktur geschädigt sein, wenn Muskelanstrengung eine nachweisliche Dilatation hervorrufen soll. Letztere ist unter derartigen Bedingungen meist dauernd, erscheint bezüglich des linken Ventrikels öfter von Hypertrophie begleitet, stellt sich aber gewöhnlich erst kurze Zeit vor dem Tode ein. Die akuteste Dilatation erzielt man durch Lufteinblasen ins venöse System, und der Grund, weshalb die therapeutische O_2-Infusion ins Blut nur innerhalb so enger Grenzen verwertbar ist, muß, wie ein anderer meiner Assistenten, Dr. Stürtz, nachgewiesen, in einer ebensolchen Dehnung des Herzens (des rechten Ventrikels) gesucht werden. Daraus geht wohl schon zur Genüge die verhängnisvolle Bedeutung der akuten Herzdilatation hervor. Gesunde Menschen verhalten sich ganz wie gesunde Hunde. Bei arbeitenden Individuen mit Klappenfehlern kann unter Umständen eine geringe Dehnung des rechten Ventrikels zustande kommen; Menschen mit vasomotorischen Neurosen jedoch sistieren, völlig erschöpft, die (Dreh-) Arbeit, ohne daß das Herz eine Vergrößerung verraten würde. Ich muß also, vom erhöhten systolischem Volum abgesehen, die akute Ueberdehnung des Herzens bei Muskelarbeit unbedingt als ein charakteristisches Zeichen tiefgreifender physikalischer oder chemischer Veränderungen des Myokardes erklären und halte Individuen, welche bei mittlerer Anstrengung, z. B. infolge eines gewöhnlichen Marsches mit der gebräuchlichen Belastung, eine (über die Fehlergrenzen des Röntgenverfahrens bestimmt hinausgehende) Herzdilatation erleiden, im allgemeinen für ungeeignet zum Frontdienst. Diesen Satz möchte ich mit in den Schwerpunkt dieses Referates stellen.

Das Röntgenverfahren in kundiger Hand, mit entsprechend vollkommenem Instrumentarium ist in dieser Beziehung der Perkussion überlegen. Bei der gewöhnlichen physikalischen-Untersuchung kommen nämlich verschiedene Fehlerquellen in Betracht, welche leicht an akute Dilatation denken lassen, ohne daß eine solche vorhanden ist: z. B. lebhaftere Pulsation, die größeren Exkursionen des erregt schlagenden Herzens, die Verbreiterung des Spitzenstoßes bei vertärkter und beschleunigter Herzaktion, die Erschütterung auch solcher Partieen der Brustwand, denen das Herz gar nicht unmittelbar anliegt, die eventuell durch Hyperämie vergrößerten Lungen, die noch stärker vergrößerte Leber, die Lageänderung des Herzens infolge eines geänderten Zwerchfellstandes etc. Aber das Röntgen-, speziell auch das orthodiagraphische Verfahren, ist ebenfalls eine Spezialität, nur sehr ausgedehnte Erfahrung sichert die unbedingt notwendige Kritik der Untersuchungsergebnisse. Ich würde mir also in dieser Beziehung den Vorschlag erlauben, es möge Sorge dafür getragen werden, daß auch die inneren Stationen der Sanitätsanstalten mit dem entsprechenden Instrumentarium ausgerüstet sind, und daß möglichst viel Sanitätsoffiziere Gelegenheit erlangen, sich eine möglichst weitgehende Ausbildung in dieser Richtung zu verschaffen.

Die orthodiagraphische Feststellung einer akuten Ueberdehnung des Herzens unter den angeführten Bedingungen läßt uns also, mögen sonstige Symptome von Herzschwäche vorhanden sein oder fehlen, ein minderwertiges Myokard erkennen. Aber nicht jedes Herz, welches keine solche Dilatation aufweist, muß den gesteigerten Anforderungen des militärischen Dienstes entsprechen. Wir müssen deshalb unser Augenmerk noch auf anderweitige funktionelle Aeusserungen verminderter Leistungsfähigkeit des Herzens und des ganzen Kreislaufsystems richten.

Schon jetzt gestatten gewisse Formen der mittels genau (zeitlich) ausgemessener Sphygmogramme studierten Pulsarhythmie wichtige Rückschlüsse auf pathologische Veränderungen der Engelmannschen Grundeigenschaften des Myocards und gewähren dereinst voraussichtlich die Möglichkeit einer weiteren Analyse des Begriffes „Insuffizienz" des Herzmuskels. Die Praxis muß aber wohl auf die Früchte dieser Arbeitsrichtung noch warten.

Gegenwärtig beurteilen wir die normale wunderbare muskuläre Leistungsfähigkeit des Herzens gröber aber vorteilhafter nach der vollendeten Akkomodationsfähigkeit des Myokards an die jeweilig gestellten Anforderungen. In dieser Richtung geschieht nach meinem Vorschlage die Funktionsprüfung des Herzens am einfachsten durch Leistung einer gewissen Mehrarbeit (bei verschiedenen Formen von Muskelanstrengung) und durch den Vergleich des resultierenden kardiovaskulären Syndroms mit demjenigen gesunder Menschen. Ich selbst gehörte zu den Ersten, welche seit Jahren Versuche dieser Art bei Herzleidenden unternommen haben, darf mich also auf eigene Erfahrung berufen.

Die Physiologie betrachtet als grobes Maß der Energie des Herzens die Blutmenge, welche das Herz in der Zeiteinheit in das arterielle System hinaustreibt. Am lebenden Menschen hat man, unter dem Einfluß der v. Basch'schen Arbeiten, zunächst sich hierüber indirekten Aufschluß zu verschaffen gesucht durch die Verfolgung der arteriellen Spannung mittels des Sphygmomanometers. In der Tat sollte den Schwankungen des Blutdruckes, speziell bei demselben Individuum, größere Aufmerksamkeit als bisher zugewendet werden, wenn auch die klinische Praxis sich des erwähnten Verfahrens bereits hie und da bedient. Von vornherein ist natürlich hier die größte Reserve geboten, denn der Blutdruck hängt ja außer von der Energie des Herzens auch noch vom Widerstand in den peripheren Arterien und von der Blutmenge ab. Dauernde Erhöhung der Arterienspannung ist sogar fast ausschließlich auf das zweiterwähnte Moment zu beziehen. Aber auch, wenn wir alle gebotenen Einschränkungen gebührend berücksichtigen, liefert gerade für die Zwecke der Akkomodationsprüfung des Herzens die Beobachtung der Blutdruckschwankung bei dosierter Muskelarbeit kein genügend scharfes Ergebnis. In einer mit Rücksicht auf dieses Referat speziell ausgeführten neuen Versuchsreihe konnte ich mich nämlich überzeugen, daß jene Schwankungen bei gesunden und leicht oder selbst schwerer herzkranken Individuen gleich groß und in demselben Sinne ausfallen kann. Schon früher hatte ich mir durch Beobachtungen mit dem v. Kries'schen Tachographen, dessen Angaben uns über das Verhältnis des Schlagvolums gegenüber dem Tonus der peripheren Gefäße belehren (die Amplituden des Tachographen wachsen nämlich in einem gegebenen Stromgebiet, wenn ein [z. B. sphygmomanometrisch] nachweisbarer Druckanstieg Folge vermehrter Herzleistung ist), die Ueberzeugung verschafft, daß auch das ernstlich kranke Herz bei selbst markant hervortretender kardialer Dyspnoe noch die Fähigkeit besitzt, seine Leistung mindestens vorübergehend ganz merklich zu erhöhen. Ich glaube also kaum, daß die Sphygmomanometrie für die uns hier beschäftigenden speziellen Aufgaben eine größere praktische Bedeutung erlangen wird.

A. Loewy hat in allerjüngster Zeit eine Bestimmungsmethode des Schlagvolumens beim lebenden Menschen angekündigt, welche zunächst wohl bloß der wissenschaftlichen Forschung wird dienen können. Ich selbst habe mich in dieser Beziehung bisher beholfen wenigstens mit einer allerdings ganz indirekten Schätzung der Schwankungsbreite des Schlagvolums durch den Respirationsversuch (Zuntz'scher Apparat) in der Ruhe und bei Muskel- (z. B. Dreh-) Arbeit. Die Bestimmungsgrößen des Gaswechsels sind in der Tat in mehr als einer funktionellen Beziehung aufklärend. Da nach Erfahrungen an Tieren und Menschen die Reduktion des Venenblutes bei Muskelanstrengung wenigstens nicht erheblich zunimmt, wird der gesteigerte Sauerstoffbedarf den Muskeln hauptsächlich dadurch zugeführt, daß das Herz entsprechend mehr Blut dahin sendet. Eine strenge Proportionalität zwischen dem jeweiligen Sauerstoffverbrauch im Organismus und der Leistungsgröße des Herzens besteht allerdings überhaupt nicht, und besonders nicht bei Herzkranken. Aber der gesunde Mensch ist leicht imstande, z. B. durch Dreharbeit den Ruheverbrauch an Sauerstoff auf den 5—6 fachen Betrag zu erhöhen. Die Abstufungen zwischen normalen Individuen und Herzkranken sind erfahrungsgemäß recht scharfe. Es handelt sich dabei nicht bloß um die Menge, um welche ein Patient zurückbleibt, wir gewinnen gleichzeitig noch andere zur Beurteilung des Gesamtzustandes des Kranken wichtige Züge. So erfahren wir, daß herzleidende Menschen mit sonst verhältnismäßig geringen Kompensationsstörungen nicht bloß überhaupt auffallend viel weniger Muskelarbeit zu verrichten vermögen, sondern auch rücksichtlich der Relation zwischen O_2-Verbrauch und Nutzeffekt unökonomisch arbeiten, daß sich bei ihnen leichter forcierte Respiration und frühzeitig die sogenannte Ueberventilation einstellt, daß sie bald in jenen pathologischen Grad von Ermüdung verfallen, welcher durch starke Erhöhung des respiratorischen Koeffizienten gekennzeichnet erscheint etc.

In Fällen endlich, in welchen eine andere Entscheidung nicht möglich gewesen, wird man sich entschließen müssen, den Soldaten noch bei seiner wichtigsten Arbeitsform genauer zu beobachten. Ich erlaube mir hier einen wichtigen Satz der deutschen Felddienstordnung zu zitieren: Der weitaus größte Teil der Kriegstätigkeit der Truppen besteht im Marschieren. Da das Training für jede Bewegungsform erfahrungsgemäß ein ganz spezielles sein muß, erscheint auch diese spezielle Kontrolle besonders nahegelegt. Als gröbste Insuffizienz der Akkomodation wird man hier starke, die Muskeltätigkeit aufhebende Palpitationen, Stenokardie mit schwerer Herzdyspnoe, Arhythmie, Schwindel, Ohnmacht konstatieren. In weniger ausgeprägten Fällen von Insufficientia cordis kann man in ähnlicher, nur in entsprechend einfacherer, Weise vorgehen, wie Zuntz und Schumburg bei ihren Studien zur Physiologie des Marsches und durch Untersuchung bestimmter beteiligter Funktionen vor und nach dem Marsche vom Gewöhnlichen abweichende Veränderungen feststellen, welche, wenn alle Bedingungen des dem jeweiligen Stande des militärischen Training entsprechenden Marschierens, (mäßige, nicht wesentlich über 20—25 kg hinausgehende Belastung, günstige meteorologische Verhältnisse) mit den gesunden Kameraden geteilt werden, dann vorwiegend der Schwäche des Herzens zuzuschreiben sind. Eine jedesmalige Zunahme der Pulzfrequenz von über 50 pCt. vermag der Patient kaum andauernd, ohne ernsten Schaden zu nehmen, zu vertragen, eine solche Tachykardie hat die Bedeutung einer nicht ganz normalen Widerstandskraft. Ebenso besitzt Bedeutung der Umstand, daß die erhöhte Pulsfrequenz noch nach einer Stunde wesentlich von der Norm abweicht. Vielleicht läßt sich auch aus der sphygmochronographisch beiläufig abzuschätzenden Verschiebung des Phasenablaufes der Herztätigkeit (verlängerte Systole) der Grad der pathologischen Uebermüdung, verglichen mit Gesunden und der gleichen Pulsfrequenz, ablesen. Ich selbst habe eine derartige Verlängerung der Systolendauer besonders bei Aorteninsuffizienz beobachtet. Abnorm hochgradige Erschöpfung der Atemmuskeln nach dem Marschieren verrät sich durch übermäßige (über 25 pCt. der ganzen Lungenfüllung hinausgehende) Verminderung der Vitalkapazität, eine solche der ganzen Muskulatur durch das Ergebnis des ergographischen Versuchs (nach Mosso). Auch die Herstellung der höchsterreichten Respirationszahl (wesentlich über 30 pro Minute) und einer auffallend langen Periode des Ausgleichs derselben während des Rastens hat einen gewissen Wert. Weiter verdienen noch auffallende Temperaturerhöhungen in den Körperhöhlen, des Urinstrahls (über 38⁰ C.), sowie übermäßiges Schwitzen Berücksichtigung, letzteres besonders bei den vasomotorischen Neurosen. Der Stickstoffgehalt des Harns braucht nach meiner Erfahrung nicht immer zu wachsen; desto wichtiger hingegen ist das Auftreten stärkerer Albuminurie. Man wird natürlich niemals ein einziges dieser letztangeführten Momente ausschließlich verwerten, sondern immer das gesamte Syndrom der als krankhaft sich darstellenden Ermüdung ins Auge fassen.

Würde ich gefragt, welche der vorstehend besprochenen Untersuchungsmethoden absolut die zuverlässigste sei, könnte ich bloß antworten, daß ich keine entbehren möchte. Doch glaube ich, daß ihre praktische Dignität in folgender Reihenfolge richtig hervortritt: Anamnese und gewöhnliche physikalische Untersuchung, Funktionsprüfung des Kreislaufs bes. durch Nachweis einer akuten Ueberdehnung des Herzens durch das Röntgenverfahren, eventuell mittels des Respirationsversuchs bei Ruhe und Arbeit, die Grenze der Leistungsfähigkeit des Soldaten auf dem Marsche.

Ich glaube sonach auch in diesem Punkte im wesentlichen mit dem Herrn Referenten übereinzustimmen.

4. In Betreff der Frage, wie die erörterten Untersuchungsmethoden praktisch-militärärztlich am zweckmäßigsten durchzuführen sind, kann ich mich nur ganz allgemein aussprechen. **Nach meinem Dafürhalten ist in der Dienstanweisung zur Beurteilung der Militär-Dienstfähigkeit alles Nötige vorgesehen.** Vor der Einstellung in das Heer wird jeder Mann zweimal ärztlich untersucht; wird beim Ersatzgeschäft vom Sanitätsoffizier eine eingehendere Untersuchung eines Militärpflichtigen für erforderlich erachtet, kann letzterer dazu bis zum Schlusse der Musterung des betreffenden Tages zurückbehalten werden. Da ein sicheres Urteil aus der Beobachtung direkt vorgesehen wird, darf vorgeschlagen werden, den betreffenden Militärpflichtigen versuchsweise bei einer Truppe einzustellen. Nach der Einstellung ins Heer sind dem Sanitätsoffizier zur Untersuchung der zu den Truppenteilen einrückenden Rekruten drei Tage gewährt. Wenn nötig, kann endlich der Rekrut zur Feststellung seines Zustandes im Lazarett oder im Dienst noch weiter militärärztlich beobachtet werden. In jedem Falle wird der bei seinem Truppenteil eintreffende Rekrut, auch ohne daß von ihm eine speziell darauf gerichtete Klage gerichtet wird, neben der Beschaffenheit der Seh- und Hörorgane etc.

auch nochmals diejenige der Brusteingeweide geprüft. Der entsprechend ausgebildete und erfahrene Militärarzt wird, wenn ihm genügend Zeit gelassen ist, schon bei der Untersuchung vor Einstellung ins Heer mit Benutzung der gewöhnlichen Methoden auch die meisten Fälle von nicht durch Klappenfehler verursachten Herzaffektionen als solche erkennen, nur über ihren Grad wird er manchmal im Zweifel bleiben. Ganz wird eine genauere Funktionsprüfung nach der Einstellung ins Heer im Lazarett oder beim Dienste allerdings nicht immer umgangen werden können, und zwar aus zwei Gründen: Infolge der bei der Gestellung vorkommenden Erregung und auch infolge der bei dieser Gelegenheit meist sehr unregelmäßigen Lebensweise können vorübergehend Störungen der Körperverrichtungen, besonders auch des Herzens, vorliegen, welche die Beurteilung des Grades einer supponierten Herzaffektion eventuell sehr erschweren. Weiter ist daran festzuhalten, daß bei rationellem Training ein anfangs schwaches Herz erstarken kann, dass man also in Hinsicht auf die sofortige Zurückstellung vom Militärdienste sich eine Zurückhaltung zur Pflicht machen muß.

II. Ueber Herzkrankheiten in der Armee.

Von

Generalarzt und Korpsarzt des Gardekorps Dr. **Stricker**.

Nach den Sanitätsberichten hat die Zahl der Herzkrankheiten in der Armee von 1880—1893 um das Dreifache zugenommen. Den bedeutendsten Jahresanstieg erfuhr sie 1890/91; wie ich meine, aber ziffermäßig nicht beweisen kann, unter dem Einfluß der epidemischen Grippe, welche bekanntlich mit Vorliebe von Krankheiten des Gefäßsystems, insonderheit des Herzens, begleitet und gefolgt ist. Von 1893—1900 schwankt die Erkrankungszahl zwischen 2,9—3,2 $^0/_{00}$ der Kopfstärke.

Seit 1896 findet in den militärärztlichen Rapporten eine Trennung der Herzkrankheiten in 5 Unterabteilungen, nämlich: „Entzündung des Herzbeutels", „Idiopathische Herzvergrößerung", „Erkrankung der Herzklappen", „Nervöse Störung der Herztätigkeit", „Andere Herzkrankheiten" statt. Von dieser Zeit ab entfallen etwa 45 % aller Herzkrankheiten in der Armee auf sogenannte nervöse Störungen, 38 % auf Klappenfehler, 7,5 % auf idiopathische Herzvergrößerung, 7,0 % auf andere Herzkrankheiten und endlich 2,5 % auf Entzündung des Herzbeutels.

In der meinem Referat zu Grunde liegenden kriegsministeriellen Denkschrift ist angedeutet, daß unter den nervösen Störungen wohl auch nicht wenige Fälle von Herzmuskel- und Gefäßerkrankungen mitgezählt sind. Schon hieraus ergibt sich, daß man mit der angeordneten Gruppierung einen zuverlässigen Einblick in die wahre Sachlage, d. h. in die verschiedenen Formen der Herzkrankheiten zu gewinnen nicht imstande ist. Es würde daher nach meiner Ansicht nützlich sein, die bisherige Einteilung fallen zu lassen und durch eine andere zu ersetzen. Was versteht man z. B. unter idiopathischer Herzvergrößerung? Darüber herrscht nicht einmal unter den Autoren Einigkeit. Wenn auch Herzvergrößerung als gleichbedeutend mit Hypertrophie oder Dilatation oder mit Hypertrophie und Dilatation angesehen werden kann, so wird doch das Adjektivum idiopathisch sehr verschieden gedeutet. Einige wollen nur diejenige Herzvergrößerung, welche unter dem Einflusse toxischer Stoffe — Alkohol, Kaffee, Tabak — zustande kommt, als idiopathisch gelten lassen, andere rechnen auch jede durch anhaltende psychische Erregung und die im Gefolge körperlicher Anstrengungen entwickelten Hypertrophieen und Dilatationen des Herzens dahin. Ja es geht soweit, daß hier und da die im Anschluß an Infektionskrankheiten und chronische Lungenkatarrhe ausgebildeten Herzerweiterungen als idiopathische beschrieben werden. Falls also die genannte Unterabteilung beibehalten werden soll, bedürfte es einer Anweisung, was unter idiopathisch zu verstehen ist, was nicht.

Ebenso schlimm, wenn nicht noch schlimmer, steht es mit dem Begriff der nervösen Störung der Herztätigkeit. Es liegt auf der Hand, daß alle Funktionsstörungen des Herzens, welche auf der Grundlage von Hysterie, Hypochondrie, Neurasthenie, Epilepsie oder auf reflektorischem Wege bei Erkrankungen anderer Organe entstehen, durch das Nervensystem vermittelt und mit Recht als nervöse bezeichnet werden können. In militärärztlichen Kreisen hat es sich aber eingebürgert, auch Unregelmäßigkeiten und Beschleunigungen der Herztätigkeit, welche bei Blutarmut, mangelhafter Ernährung, allgemeiner Körperschwäche, Fettleibigkeit, nach körperlicher Anstrengung, akuten Krankheiten beobachtet werden, ohne weiteres für nervöse zu erklären. Die Diagnose „nervöse Störung der Herztätigkeit" bildet vielfach nur eine Bequemlichkeits- oder Verlegenheitsdiagnose.

Aus den angeführten Gründen erlaube ich mir der Erwägung anheim zu geben, ob sich nicht vielleicht in den Rapporten eine Aenderung der Einteilung in 1. Krankheiten a) der Herzinnenhaut, b) des Herzbeutels, c) des Herzmuskels, 2. Rein funktionelle Störungen empfiehlt. Auch hierzu wäre eine kurze und klare Erläuterung notwendig.

Wie die erwähnte Denkschrift ausführt, geht mit der Steigerung der Herzfehler in der Armee auch eine Steigerung der Herzfehler der Heerespflichtigen Hand in Hand. Die letztere ist so bedeutend, daß in dem Zeitabschnitt von 1894—1898 die Anzahl der auf Grund der Anlage 4b 36 der H.-O. wegen „Fehler und chronischer Krankheiten des Herzens, des Herzbeutels und der großen Gefäße" beim Ersatzgeschäft als untauglich befundenen Gestellungspflichtigen sich fast verdoppelt hat. In demselben Zeitraum gelangten auf Grund der gleichen Nummer und Anlage der Heerordnung unmittelbar oder bald nach der Einstellung 5100 Leute zur Entlassung, deren Herzleiden nachweislich schon vor dem Diensteintritt bestanden hatte.

Soziale Mißstände, ein vorzeitiges Heranziehen unreifer Knaben zu anstrengender Tätigkeit, unregelmäßige Verteilung zwischen Ruhe und Arbeit, das hierdurch bedingte Zurückbleiben körperlicher Entwickelung, frühe Angewöhnung an alkoholische Getränke und Tabak, übertriebener Sport, besonders unvernünftiges Radfahren, Rudern und Schwimmen, Scheu vor Körpertätigkeit in den verschiedensten Berufsklassen spielen nach verbreiteter, von mir geteilter ärztlicher Ueberzeugung bei der Zunahme der Herzkrankheiten unter der jugendlichen männlichen Bevölkerung Deutschlands die Hauptrolle. Dazu gesellt sich in unserer nervösen Zeit eine Ueberhandnahme der Hysterie und Neurasthenie im Jünglingsalter, von welcher wir Militärärzte nur zu häufig Zeugnis ablegen können. Alle diese Schädigungen können sowohl Herzmuskelveränderungen, als eine Reizbarkeit und Uebererregbarkeit des Herzens herbeiführen, welche seine normale Tätigkeit mehr oder minder zu stören vermögen. Die akuten Krankheiten, welche besonders gern das Gefäßsystem in Mitleidenschaft ziehen, haben, soviel mir bekannt, in den letzten 20 Jahren an In- und Extensität nicht gewonnen; vom Gelenkrheumatismus, der nach wie vor die meisten Klappenfehler stellt, darf man sogar das Gegenteil behaupten. Dagegen hat sich eine von alters her bekannte, aber für eine Weile aus Deutschland verschwundene Infektionskrankheit, „die Influenza", mit ihren verheerenden Einwirkungen auf Herz und Gefäße wieder eingefunden. Ich halte sie nach meiner eigenen Wahrnehmung nicht für unschuldig an der Vermehrung der Herzkrankheiten unter der wehrpflichtigen Jugend. Die epidemische Grippe erzeugt, gleichwie eine große Anzahl anderer Infektionskrankheiten, die ich in dem hohen Senat wohl nicht aufzuzählen brauche, recht oft myokarditische Veränderungen mit ihren Folgen und noch häufiger langdauernde Schwächezustände, welche der Entstehung von Herzstörungen leicht Vorschub leisten.

Mein Referat wird sich nicht weiter mit der Entstehungsgeschichte und dem klinischen Bilde von Herzkrankheiten befassen, sondern dem Militärarzte die Mittel und Wege anzugeben versuchen, wie er am schnellsten und zuverlässigsten einen Herzfehler erkennen und dienstlich beurteilen lernen kann.

Ein scharf ausgesprochener Klappenfehler bereitet dem untersuchenden Militärarzt beim Ersatzgeschäft keine besonderen diagnostischen Schwierigkeiten. Immerhin entgehen ihm durch die Ungunst der äußeren Umstände nicht selten jene Klappenerkrankungen, welche durch leise Geräusche und unbedeutende Abweichungen der Herzdämpfungsfigur gekennzeichnet, weder den Besitzern noch ihrer Umgebung bekannt sind. Sehr viel häufiger begegnet es ihm aber, daß er bei einer einmaligen kurzen Untersuchung deutlich vernehmbare Herzgeräusche unterzubringen und zu deuten nicht in der Lage ist. So bleiben trotz guten Willens, geübten Blickes, hinreichender Erfahrung Irrtümer nicht ausgeschlossen. Und deswegen gelangt auch heute noch eine nicht ganz unbedeutende Anzahl von klappenkranken Rekruten zur Einstellung, wenn auch nur ausnahmsweise in den Dienst.

In die größte Verlegenheit setzen indessen den musternden und aushebenden Militärärzt die Tachykardieen und die Herzarhythmieen, welche muskulären oder nervösen Ursprungs sind. Eine Entscheidung, ob tauglich oder untauglich, wird von ihm verlangt. Selbst wenn ihm Erfahrung und Kenntnisse zur Seite stehen, ist es doch häufig unmöglich, das Richtige zu treffen. Bei der knapp zugemessenen Zeit gelingt es nicht, sich über das Vorleben des Untersuchten genügend zu unterrichten, absichtlichen und unabsichtlichen Täuschungen ganz aus dem Wege zu gehen, die dem Herzen unlängst zugeführten Schädlichkeiten nach Grad und Dauer richtig zu bemessen, die Größe der psychischen Beeinflussung zutreffend zu schätzen. Die äußere Erscheinung, das Maß der körperlichen Entwickelung, die Abwesenheit nachweisbarer Fehler anderer Organe ist für ihn ausschlaggebend. Es bleibt ihm nichts anderes übrig, als trotz vorgefundener Funktionsstörung des Herzens Tauglichkeit auszusprechen oder versuchsweise Einstellung zu empfehlen.

Die Zeit, in welcher zwei Stabsärzte zur Musterung in ein- und demselben Ersatzbezirk kommandiert werden konnten, ist vorbei. Soweit ich übersehen kann, läßt sich ihre baldige Wiederkehr vorläufig nicht erwarten. Inzwischen könnte man vielleicht von der seit einer Reihe von Jahren getroffenen Anordnung, daß bei der Musterung überall da, wo es angängig ist, Ober- bezw. Assistenzärzte zwecks Ausbildung teilnehmen, zur Verminderung der Einstellung herzkranker

Rekruten Nutzen ziehen. Die eines Herzfehlers verdächtigen Wehrpflichtigen müßten dann von diesen Hülfsärzten außerhalb des eigentlichen Untersuchungsraumes beobachtet und am Schlusse des Tagesdienstes noch einmal der Musterungskommission vorgeführt werden. Hiermit würden schon manche Anhaltspunkte für eine zuverlässigere Entscheidung gegeben sein. Einen erheblich größeren Vorteil erblicke ich aber darin, daß obligatorisch bei der Musterung in den Listen jede auffällige quantitative und qualitative Abweichung der Herztätigkeit vermerkt wird, damit dieselbe der ärztlichen Aufmerksamkeit im folgenden Jahre oder bei der Aushebung nicht entgeht. Endlich würde ich es für verdienstvoll erachten, wenn die Verbindung zwischen Bezirkskommandos und Zivilbehörden behufs Feststellung der Lebensführung und der Arbeitsfähigkeit dieser zweifelhaft Diensttauglichen sich immer enger gestaltete.

Neuere Untersuchungsmethoden für das Herz, auf die ich alsbald zurückkommen werde, sind beim Ersatzgeschäft kaum zu brauchen. Hörrohr, Hammer und Plessimeter müssen ausreichen. Die amerikanischen und nach ihrem Muster gearbeiteten Hörrohre haben sich bei uns keinen Eingang verschafft. Auch das Phonendoskop ist in den Händen nur weniger Militärärzte. Wie Sie wissen, trägt dies Instrument zur erleichterten Wahrnehmung und zur Verstärkung der vom Herzen ausgehenden Töne und Geräusche wesentlich bei und kann darum Anfängern und Schwerhörigen recht nützlich werden. Mir sagt es nicht zu, da die Töne im Apparat an Präzision verlieren und einen langgezogenen dröhnenden, paukenden Charakter annehmen. Es lohnte sich möglicherweise, in ein oder dem anderen Musterungs oder Aushebungsbezirk unter Benutzung dieses Instrumentes die nachher zu besprechende Friktionsmethode nach Smith einer Probe auf ihre Brauchbarkeit beim Ersatzgeschäft zu unterwerfen. Den größten Wert lege ich jedoch auf eine besondere und wiederholte Ausbildung der Militärärzte in der Diagnostik der Herzkrankheiten. Hierfür bilden Fortbildungskurse und ständige Unterweisungen durch erfahrene Militärärzte in allen großen Militärlazaretten, in welchen sich stets Herzkranke verschiedenster Art aufhalten, eine passende Gelegenheit. Nur zu oft begegnet man auch heute noch Anschauungen, daß jedes systolische Geräusch von einer Klappenaffektion, jede Unregelmäßigkeit des Pulses von einer Texturerkrankung des Herzmuskels, jede Verschiebung des Spitzenstoßes nach unten oder außen von einer Herzerweiterung nicht zu trennen sei. Dringend wünsche ich auch eine nach einheitlichen Grundsätzen geübte Bestimmung der Herzdämpfungsfigur.

Dem Truppenarzt kommen, wie gesagt, ungeachtet aller auf die Auswahl des Ersatzes angewandten Mühe und Sorgfalt bei der Rekruteneinstellung noch immer viel zu viel Herzkranke zu Gesicht. Es tritt nun ebenso wie bei der Freiwilligen-Untersuchung an ihn die Frage heran, mit welchem Herzbefund ein Mann dienen kann, mit welchem nicht. Vor Jahren sprach sich ein sonst sehr tüchtiger Regimentsarzt mir und anderen gegenüber wiederholt dahin aus, daß ein gut compensierter Klappenfehler für ihn keinen Anlaß zur Dienstunbrauchbarkeitserklärung abgäbe. Ihm seien genug Offiziere und Unteroffiziere bekannt, welche mit ihren Klappen-Insuffizienzen eine lange ungestörte Dienstzeit zurückgelegt hätten. Aehnliche Erfahrungen haben wohl alle älteren Militärärzte; es gibt aber hoffentlich keine mehr, welche aus denselben die gleiche Nutzanwendung wie jener Regimentsarzt ziehen. Jede nachgewiesene chronische Klappenerkrankung macht nach meiner Ueberzeugung dauernd zu jedem Militärdienst untauglich, auch als Oekonomie-Handwerker, nicht etwa weil das, was dem einen recht, dem andern billig ist, sondern weil dem herzklappenkranken Militär-Schneider, -Schuhmacher u. s. w. im Dienst dieselben Gefahren drohen wie dem Frontsoldaten. Dabei kommt es garnicht in Betracht, ob der Klappenfehler gut ausgeglichen ist oder nicht, ob der Mann besondere Lust zu dienen hat oder nicht, ob er früher in seiner Arbeits- und Erwerbsfähigkeit behindert war oder nicht. Niemals läßt sich der Augenblick, in welchem die Kompensations-Vorrichtungen eine Störung erleiden oder ganz versagen, vorhersehen; im Dienst kann man ihn aber alle Tage befürchten und eher erwarten als im bürgerlichen Leben. Ein gut Teil jener plötzlichen Todesfälle, welche sich in der Kaserne, auf dem Marsche, beim Exerzieren, in der Instruktionsstunde ereignen und stets störendes Aufsehen erregen, fällt den Klappenfehlern zur Last.

Etwas anders gestaltet sich die Frage der Diensttauglichkeit bei den funktionellen Herzfehlern. Ihre Häufigkeit ist in den letzten Jahren sehr beträchtlich gestiegen. Ich glaube in der Annahme nicht fehl zu gehen, daß mindestens 5 % aller Rekruten mit auffallender Pulsbeschleunigung der Truppe als tauglich überwiesen werden. Es sind dies hauptsächlich Post- und Eisenbahnbeamte, Bergleute, Fabrikarbeiter, Handlungsgehülfen, Architekten und Studenten. Meiner Schätzung nach gelangen etwa 70—75 % von diesen Leuten wegen Tachykardie wieder zur Entlassung, weil die Beschleunigung der Herztätigkeit sich als eine konstante und schädigende erweist oder erwiesen hat. $^5/_6$ unserer Soldaten im Alter von 20—25 Jahren besitzen 70—80 Ruhepulse in der Minute. Steigt diese Pulszahl beim Dienst auf 120 und mehr, so treten in der Mehrheit der Fälle subjektive Beschwerden und objektive Veränderungen ein, welche die fernere Brauchbarkeit in Frage stellen. Man findet allerdings auch Soldaten mit einem Ruhepuls von 100—120 Schlägen, welche den Dienst anstandslos ertragen, wenn durch denselben eine nur unbedeutende Zunahme der Pulsfrequenz erzeugt wird. Beispielsweise zählte man unter 1300 Garde-Infanteristen 20, unter 950 Garde-Artilleristen 12 volltaugliche Leute mit solchen Pulszahlen. Mir sind sogar einige Fälle bekannt geworden, in denen 140—170 Pulse im Dienste zu nennenswerten Klagen und Beschwerden keine Veranlassung gaben; ich erwähne sie jedoch nur der Merkwürdigkeit wegen.

Mit der Entscheidung, daß ein Mann mit Tachykardie zum Dienst heranzuziehen ist, übernimmt der Truppenarzt eine große Verantwortung. Sein Urteil bedarf daher einer reiflichen und gereiften Ueberlegung. Ich halte darauf, daß bei der Einstellungsuntersuchung in die Mannschafts- bezw. Freiwilligen-Untersuchungsliste auch die Pulszahl eingetragen wird, eine Maßnahme, die ich zur generellen Einführung empfehle. Auf diese Weise lenkt sich von Anfang an das Augenmerk auf Leute mit vermehrter Herztätigkeit. Sie werden in den nächsten Tagen wiederholt untersucht, wodurch man bald Kenntnis derjenigen Fälle von Tachykardie erhält, welche auf vorübergehender seelischer Erregung beruhten und sich meist für den Dienst eignen. Der häufige Vergleich mit den Uebrigen bietet nach und nach für die Herkunft der kardialen Funktionsstörungen festere Anhaltspunkte. Diese sind mit Bezug auf die endgültige Tauglichkeitserklärung verschieden zu bewerten. Ungenügende Muskelarbeit, mangelhafte Ernährung, leichte Katarrhe des Verdauungskanals, Nervosität, Schwäche nach überstandenen Krankheiten benachteiligen bekanntlich häufig das Herz, gestatten aber oft ein Herztraining zur Wiedergewinnung der von einem Soldaten geforderten Leistungsfähigkeit. Allerdings muß der Dienst solcher Leute militärisch und militärärztlich überwacht werden, damit er rechtzeitig abgebrochen werden kann, wenn sich trotz aller Vorschrift bei dem Versuch allmählicher Anpassung des Herzens an die dienstlichen Aufgaben Brustbeklemmungen, Atembeschwerden, Unregelmäßigkeiten des Pulses, Blausucht, Schwindelanfälle einstellen. Beschleunigte und zugleich unregelmäßige Herzaktion läßt auf Veränderungen des Herzmuskels schließen. Ganz besonders vorsichtig sollte mit denjenigen Rekruten verfahren werden, welche bei hohen Pulszahlen latenter Tuberkulose verdächtig sind; sie werden am besten gleich zur Entlassung eingegeben. Falls die Ursachen der Tachykardie bei den Neueingestellten nicht bald zu ermitteln sind, so erfolgt nach allgemeinem Brauch Lazarettbeobachtung. Diese sowohl wie die inzwischen anzustellenden Erhebungen in der Heimat tragen oft zur Klärung der Sachlage wesentlich bei.

Eigene Erfahrungen, die Insuffizienz des Herzens nach der Methode von Mendelsohn zu messen, besitze ich nicht. Sie wird in unseren großen Militärlazaretten auch nicht geübt, verdient aber der Beachtung. Wie Sie wissen, geht dieser Autor von der Tatsache aus, daß bei jedem gesunden Menschen im Liegen und Stehen eine Differenz in der Pulszahl um 10—12 Schläge besteht. Gleicht sich diese Zahl aus oder wird gar der Puls im Liegen rascher, so ist auf eine gradweise verschiedene Leistungsunfähigkeit des Herzens zu schließen. Als Maß der Insuffizienz stellt Mendelsohn die Erholungszeit auf, welche das Herz nach einer genau abgemessenen Arbeit am Ergostaten braucht, um bei ruhiger wagerechter Körperhaltung den Normalpuls wieder anzunehmen. Ob die Methode, bei welcher störende psychische Momente nicht ausgeschlossen erscheinen, für die militärärztliche Tätigkeit zur Bestimmung der Herzschwäche besonders geeignet ist, darüber könnten in größeren Lazaretten Versuche angestellt werden.

Daß vermehrte, verstärkte und unregelmäßige Herztätigkeit mit Ventrikelerweiterung einhergehen bezw. von dieser verursacht sein kann, ist allgemein anerkannt. In der Neuzeit genügten nun Vielen zur Bestimmung der Herzgrenzen die alten Untersuchungsmethoden nicht mehr. Man erfand andere! Da ist zunächst die Bianchi'sche Friktionsmethode, bei welcher ein durch Streichbewegungen mit der Fingerspitze oder mit Pinsel (Smith) oder mit einer übersponnenen Welle (Eek) verursachtes und auskultatorisch wahrnehmbares Geräusch für die Erkennung des Uebergangs von den Nachbarorganen auf das Herz sichere Unterscheidungszeichen abgeben soll. Man bedient sich dabei zur Auskultation am besten des Phonendoskops. Ich betrachte diese Friktionsmethode als eine entbehrliche Ergänzung der Finger- oder Hammerperkussion, der gegenüber sie vielleicht durch Schnelligkeit der Handhabung im Vorteil ist. Reichmann kratzt an einem aufgesetzten gekerbten Stäbchen und schätzt das hierdurch entstehende Geräusch ab. Hofmann schlägt eine Stimmgabel an und schiebt sie gegen das Herz zu, ebenfalls davon ausgehend, daß ein festes Organ wie das Herz als resonanzverstärkendes Medium wirkt. In der Tat gelingt die Bestimmung der linken Herzgrenze damit recht gut, man muß die Stimmgabel in den Interkostalraum, nicht auf die Rippen setzen, und man ist erstaunt, wie der im Abklingen begriffene Ton beim Erreichen der Herzgrenze wieder lauter wird. Die perkutorische Auskultation mit dem von Hofmann eigens angefertigten Hammer und Plessimeter in einem Stück habe ich selbst noch nicht geübt, sie soll aber ausgezeichnete Resultate ergeben. Auch das durch elektrische Reizung des Herzens erzeugte Erschütterungsgegefühl wird zur Feststellung seiner Grenzen benutzt. Schließlich wäre noch die Radioskopie zu nennen, mit Hülfe derer ich in verschiedenen Lazaretten schöne und anschauliche Bilder von Aorten-Dilatationen, Aneurysmen- und Ventrikel-Erweiterungen sah. Neuerdings konnte ich mich auch überzeugen, daß die durch Orthodiagraphie mit dem Apparat von Moritz und mit anderen Apparaten erhaltenen Aufzeichnungen der Herzfigur vollkommen gelungen waren, d. h. der Wirklichkeit entsprachen. Obwohl die Fortentwickelung der Röntgen-Photographie der inneren Medizin noch sehr zu gute kommen dürfte, so ist doch nicht zu vergessen, daß die Untersuchung des Herzens im Röntgen-Licht noch mit Schwierigkeiten und Fehlerquellen zu kämpfen hat. Sie dient nach meiner Meinung zur Zeit als eine sehr brauchbare Kontrolle der durch die akustischen Hülfsmittel gefundenen Untersuchungsergebnisse und leistet Ausgezeichnetes.

Alles will erlernt sein! So auch die neuen Methoden zur Bestimmung der Herzgröße! Man gäbe sich einer argen Täuschung hin, wollte man beispielsweise beim ersten Anlauf mit der Bianchischen Friktion oder der Orthodiagraphie paradieren. Mir ist nicht bekannt, ob und auf welchen Kliniken die eben angeführten Untersuchungsweisen geübt und gelehrt werden. Die Röntgen-Beleuchtung des Herzens wird in allen größeren Militärlazaretten ausgeführt; es ist nur nötig, daß man ihren Entwickelungsgang genau verfolgt und sich über das Neue auf dem Laufenden hält. Der Herr Korreferent ist sicher in der glücklichen Lage, meine Angaben über die neuerdings vorgeschlagenen diagnostischen Hülfsmittel zu ergänzen und zu erweitern. Er wird auch ein besseres Urteil über die Zweckmäßigkeit einer Einführung dieser Hülfsmittel in den Unterricht angehender Militärärzte besitzen als ich. Nach meinem Dafürhalten ist die Zuverlässigkeit der alten allgemein üblichen Untersuchungsmethode durch neue Erfindungen noch nicht überholt worden.

Uns Militärärzten kommt es wesentlich darauf an, möglichst

viele Anhaltspunkte zu haben, welche funktionellen Herzstörungen die Diensttauglichkeit ausschließen, welche nicht, welches schwache oder schon in der Entartung begriffene Herz durch den Militärdienst wieder zu geeigneter Leistungsfähigkeit erzogen werden kann, welches nicht. Unter den jetzigen Verhältnissen sind ärztliche Meinungsverschiedenheiten und Irrungen nicht zu vermeiden. Die zunehmende Zahl der herzkranken Invaliden mahnt zu besonderer Vorsicht bei der Auswahl zweifelhaft Dienstpflichtiger. Im Berichtsjahr 1899/1900 war der Prozentsatz der wegen Herzfehler als versorgungsberechtigt anerkannten Unteroffiziere und Mannschaften zu den Gesamtinvaliden fünf mal grösser als 1879/1880. Wenngleich auch jetzt noch der Gelenkrheumatismus auf die Jahresziffer der durch Herzleiden versorgungsberechtigten Mannschaften ausschlaggebend wirkt, so ist er dies doch nicht mehr in dem Maße wie ehedem, denn er hat selbst abgenommen und war in den Jahren 1889—1900 (ausgenommen 1893/1894) mit nur 7,9 ⁰⁄₀₀, in den Jahren 1882—1889 aber mit 9,8 ⁰⁄₀₀ der Kopfstärke unter den Krankheiten im Heere vertreten. Erstrebenswert wäre eine weitere Herabminderung desselben. Ich selbst habe mir schon seit Jahren die Frage vorgelegt, wie weit es angängig ist, jeden Soldaten nach überstandenem schwereren Gelenkrheumatismus aus dem Dienst zu entlassen. Das ganze Krankheitsbild, die fast immer vorhandene und langdauernde Anämie, die langsame Erholung, die zurückbleibenden Beschwerden beim Gebrauch der erkrankt gewesenen Gelenke, die Gefahr der Rückfälle, die Besorgnis von Spätwirkungen auf das Herz lassen eine solche Frage nicht unberechtigt erscheinen. Wenn ich mich dann aber in den Sanitätsberichten umsah und las, daß 80—83 % aller akuten Gelenkrheumatismen ohne Schaden für den Dienst heilen, daß nur ungefähr $^1/_7$ der Gesamtfälle rezidivieren und daß endlich nur in etwa 6—12 % der Fälle bleibende Herzfehler beobachtet wurden, dann machten sich doch Zweifel und Bedenken geltend. Ich möchte wohl, daß einmal aus den Krankenblättern der Einfluß des Gelenkrheumatismus auf die Dienstfähigkeit klarer dargelegt würde als in diesen allgemeinen Zahlenangaben. Das Anwachsen der Herzkrankheiten in den Invalidenlisten tritt im übrigen erst mit der Wiederkehr der Influenza in die Erscheinung und ist in der Neuzeit vornehmlich auf die Häufigkeit der funktionellen Herzstörungen zurückzuführen. Einmalige oder wiederholte Ueberanstrengungen im Dienst trugen am wenigsten zu diesen Funktionsstörungen bei, finden aber alljährlich in den militärärztlichen Berichten mehrfach Erwähnung. Eine dankenswerte Aufgabe würde es sein, die Lehre von der Ueberanstrengung des Herzens an der Hand des der Heeres-Sanitätsleitung zu gebote stehenden reichen Materials einer Neubearbeitung zu unterziehen, da seit geraumer Zeit die Meinungen der Autoren über die Berechtigung der Diagnose „Herzüberanstrengung" wieder auseinandergehen.

Sollte ich auf die am Schlusse der |kriegsministeriellen Denkschrift aufgeworfenen Fragen kurze Antworten geben, so würden sie lauten:

1. Die Zunahme der Herzkrankheiten in der wehrpflichtigen Bevölkerung ist aus der zunehmenden Degeneration und Nervosität der Jugend zu erklären.

2. In der Armee hat das Auftreten der epidemischen Grippe und die Vermehrung der funktionellen Herzstörungen diese Zunahme bedingt. Ein ungünstiger Einfluß der 2jährigen Dienstzeit ist nicht ersichtlich.

3. Chronische Klappenfehler schließen den Dienst im Heere ganz aus. Dagegen gestatten ausnahmsweise funktionelle Herzstörungen je nach Art und erwiesener oder wahrscheinlicher Herkunft unter Umständen den Dienst bei allen Waffengattungen, am ehesten bei Kavallerie und Train.

4. Zu den bisher üblichen Untersuchungsmethoden des Herzens beim Ersatzgeschäft sind andere zur Zeit obligatorisch nicht hinzuzufügen.

5. Ob durch die in den letzten Jahren neu entstandenen diagnostischen Hülfsmittel eine so wesentliche Verbesserung in der Erkennung von Herzkrankheiten zu erzielen ist, daß deren allgemeine Einführung für den Revier- und Lazarettgebrauch als Bedürfniß anerkannt werden müßte, hängt von weiteren Untersuchungen ab. Das Röntgen-Verfahren hat sich bereits eine gesicherte Stellung erworben. Die Aufstellung einiger Apparate zur Orthodiagraphie in einzelnen großen Lazaretten ist zweckmäßig und erwünscht.

6. Fortgesetzte besondere Ausbildung der Militärärzte in der Diagnostik der Herzkrankheiten ist das beste Mittel zur Verminderung der Anzahl der dienstunbrauchbaren Herzkranken in der Armee, vorausgesetzt natürlich, daß auch bei der Aushebung das militärärztliche Urteil als bestimmend berücksichtigt wird.

III. Inwieweit ist die frühzeitige Erkennung der nicht auf Klappenfehlern beruhenden Herzkrankheiten durch exakte Untersuchungsmethoden möglich? Wie sind diese Methoden praktisch militärärztlich am zweckmässigsten anzuordnen und durchzuführen?

Von

Dr. **Landgraf,**

Generaloberarzt bei der Landwehrinspektion Berlin.

Die Fragen lassen eine Beantwortung nur zu, wenn man zuerst erörtert, welche Gesichtspunkte maßgebend sind, um unter Anwendung der üblichen Untersuchungsmethoden sichere Diagnosen von Herzkrankheiten zu stellen.

In der Denkschrift ist ausgesprochen, daß die physikalische Diagnose die ausgebildeten und in Entstehung begriffenen Herzklappenfehler bei einiger Aufmerksamkeit nicht oder doch nur ausnahmsweise vergessen lassen wird. So richtig das ist, so darf doch nicht vergessen werden, daß auch die Diagnose der Herzklappenfehler sich nicht allein auf die physikalischen Untersuchungsmethoden stützt. Auch für sie kommen außer den durch die physikalische Untersuchung gewonnenen Resultaten andere Erwägungen, namentlich in ätiologischer Richtung in Frage.

Für die Diagnose der nicht auf Klappenfehlern beruhenden Herzkrankheiten besitzen wir keine anderen Hülfsmittel, als für die Erkennung jener, nur wird hier noch mehr, wie bei den Klappenerkrankungen die ausgiebigste Benutzung aller Hülfsmittel notwendig sein. Ich möchte mich daher von vornherein zu dem Grundsatz bekennen, und die ganz bestimmte Forderung aufstellen, daß die Beurteilung eines Menschen auf das Vorhandensein einer Herzkrankheit, mag diese nun ein Klappenfehler, eine Herzbeutelentzündung, eine idiopathische oder muskuläre oder nervöse Störung sein, eine genaue Untersuchung der ganzen Person zur Basis haben muß.

Wir dürfen nie vergessen, daß wie das Herz alle Körperteile mit Blut versorgt, so es auch von allen Körperteilen her in seiner Tätigkeit beeinflußt werden kann. Nicht nur Vorgänge, die sich in der unmittelbaren Nachbarschaft des Herzens oder in den mit ihm in so inniger Beziehung stehenden Kreislaufs- und Atmungsorganen abspielen, auch das Nervensystem, die Blutbeschaffenheit, Nierenerkrankungen, Magendarmkatarrhe können am Herzen Erscheinungen hervorrufen oder sich mit solchen vergesellschaften, die leicht zu der Annahme führen können, das Herz selber sei der ursprünglich leidende Teil. Ich erinnere an die durch Hochstand des Zwerchfells bedingten und manchmal Vergrößerung des Herzens vortäuschenden Lageveränderungen desselben, an die Verschiebungen infolge Erkrankung der Lunge und der Pleura, ich erinnere, um nur einiges zu nennen, an die Wirkung gewisser Gifte, an die Tatsache, daß Herzerscheinungen als Teilerscheinungen komplizierter Krankheitsvorgänge z. B. der Basedow'schen Krankheit, der Neurasthenie, der Blutarmut sich zeigen, Erscheinungen, die, sobald man den übrigen Körper vernachlässigt und seine Aufmerksamkeit nur dem Herzen zuwendet, leicht falsche Deutung finden. Es wäre nicht schwer derartige nicht selten gemachte Fehler durch Beispiele zu belegen.

Unterstützt wird die Neigung Herzkrankheiten anzunehmen, wo nur vorübergehende funktionelle Störungen seiner Tätigkeit vorliegen, noch durch einen anderen Umstand. Bis zu den Forschungen der sogenannten jüngeren Leipziger Schule — Krehl, His, Romberg — glaubte man, daß die Herzmuskulatur nur selten erkranke. Seit wir durch die genannten Forscher gelernt haben, daß dem nicht so ist, daß vielmehr verhältnismäßig häufig interstitielle Entzündungsvorgänge in der Herzmuskulatur bei Infektions- und auch sonstigen Krankheiten — Alkoholismus — sich finden, und seit dieselben Autoren die bereits früher gekannte aber einigermaßen in Vergessenheit geratene Wichtigkeit der Intaktheit der Muskulatur für ein richtiges Klappenspiel nicht müde geworden sind zu betonen, besteht vielfach die Neigung, nun auch jedes etwa gehörte systolische Geräusch an der Mitralis auf organische Veränderungen zu beziehen, während es doch gar keinem Zweifel unterliegen kann, dass auch funktionelle, nicht organisch bedingte Muskelinsuffizienz zu der Entstehung von Geräuschen führen kann.

Um derartige oft recht schwerwiegende Irrtümer zu vermeiden, bleibt kein anderer Weg, als auch bei den Herzleiden so zu verfahren, wie wir es bei allen anderen Krankheiten tun, d. h. unser Urteil zu gründen auf eine gute Anamnese, auf eine peinliche Untersuchung des ganzen Körpers und auf Verwertung der subjektiven Klagen des Untersuchten.

In erster Linie handelt es sich um die Erhebung der Anamnese. Dieselbe erstreckt sich nach Feststellung des Alters auf die

1. Familienverhältnisse.

Es gibt sicher Familien, in denen Herzkrankheiten mit einer gewissen Häufigkeit auftreten, deren Mitglieder im Verlauf eines akuten Gelenkrheumatismus leichter und häufiger Herzklappenfehler erwerben, als andere. Es gibt eine angeborene Schwäche des Herzmuskels so gut wie es eine solche der Nieren, des Magens, des Nervensystems gibt. Es scheinen auch Beziehungen zu bestehen zwischen Arteriosklerose bei den Erzeugern und Störungen der Herztätigkeit bei den Söhnen. Wenigstens kenne ich Fälle, in denen ich bei im Soldatenalter stehenden Söhnen von Vätern, welche ausgesprochene Arteriosklerose hatten, Herzstörungen feststellen konnte im Sinne erhöhter Reizbarkeit bezw. mangelhafter Funktion. Dabei fanden sich auffallend geschlängelte und hartanzufühlende, aber nicht stark gespannte Radialarterien und häufig stark angefüllte Temporalarterien.

2. Beschäftigung.

Dabei hat als allgemeine Regel zu gelten, daß die Wahl des Berufes u. a. sehr wesentlich wenigstens in den handarbeitenden Klassen der Bevölkerung von der Gesamtkonstitution abhängig ist.

Schwere körperliche Arbeit wird sich mit einem schwachen oder kranken Herzen nicht vertragen.

Allgemeine Bezeichnungen, wie Arbeiter, Kaufmann, sind durch genaue Nachfrage nach der Art der Beschäftigung zu ergänzen. Unter den kaufmännischen Tätigkeiten gibt es direkt das Herz schädigende, z. B. Kaffeekoster, Tabakbeurteiler, die dauernde Bureautätigkeit schädigt die Blutbildung u. s. w.

Wichtig namentlich ist auch der Berufswechsel, besonders wenn derselbe in dem Vertauschen einer schwereren mit einer leichteren Arbeit besteht.

3. Die dritte Frage bezieht sich auf die Lebensführung.

Gewohnheitsmäßiger Genuß von großen Quantitäten Bier, Wein, starkes Rauchen können das Herz schädigen. Es kommt nicht selten vor, daß Leute, welche gewohnheitsmäßig, wie die Brauer, große Mengen Bier oder, wie die elsässischen Weinbauern große Mengen Wein zu trinken gewöhnt waren, abfallen, wenn ihnen der gewohnte Genuß versagt bleibt.

Gewohnheitsgemäße Unterernährung kann das Herz schädigen.

Nervöse Störungen des Herzens haben häufig ihren Grund in psychischen Aufregungen. Jeder kennt die Neurasthenie der Examinanden. Sexuelle Exzesse, überhaupt alles, was zur Entwickelung der Neurasthenie und Hysterie beiträgt, können auch das Herz schädigen.

Daß auch gelegentliche unvorsichtige Aeußerungen eines Arztes über Herzbefunde zu den schädigenden Momenten zu rechnen sind, darf ebenfalls nicht vergessen werden.

Die Meinung herzkrank zu sein, läßt geringfügige Störungen als schwere Symptome deuten, führt zur Selbstbeobachtung, und ist nicht selten Anlaß für Herzhypochondrie, der man beinah so oft begegnet, wie der Furcht vor Rückenmarksschwindsucht.

In dies Kapitel der Lebensführung gehört auch unvernünftiges Betreiben von Sport, in neuerer Zeit namentlich vom Radfahren.

Unfälle können, falls bei denselben die Herzgegend getroffen ist, zu anatomischen Veränderungen Anlaß geben. Sie können aber auch auf dem Umwege der traumatischen Neurose zu Herzstörungen führen.

Das ganze Wesen des zu Untersuchenden bei Erhebung dieser anamnestischen Daten läßt uns oft einen Einblick gewinnen in die Persönlichkeit des Mannes, der für die Beurteilung von Wert ist.

Bei der späteren Verwertung der anamnestischen Daten für das Verständnis etwa vorhandener Störungen muß noch ein Punkt besonders berücksichtigt werden, das ist die Bedeutung des Zusammentreffens mehrerer schädigender Momente, z. B. Ueberanstrengung in der Rekonvalescenz nach einer Krankheit, gleichzeitige schädigende Einwirkung von Alkohol, Tabak und stärkere körperliche Arbeit.

Nächst der Anamnese stützen wir unser Urteil auf die Resultate der Körperuntersuchung. Diese wird am besten nach einem bestimmten Schema, welches alle Organe umfaßt, vorgenommen. Hier, wo es sich um die Diagnose von Herzkrankheiten handelt, kann nicht ein Plan für die ganze Untersuchung aufgestellt werden, doch äußern sich einige Erscheinungen der Herzkrankheiten an anderen Organen als am Herzen, dessen physikalische Untersuchung natürlich immer die Hauptsache bleibt, und müssen wenigstens kurz erwähnt werden. Dahin gehört der Allgemeineindruck des Untersuchten, der Gesichtsausdruck, in dem sich Angst und Sorge ausspricht. Wir haben zu achten auf die Farbe der Haut, der Schleimhäute, auf das etwaige Vorhandensein von Anschwellungen, von Cyanose, auf die Art der Atmung und beginnen dann die Untersuchung des Herzens und Kreislauforgane im besonderen. Auch was diese anlangt, ist es nicht meine Aufgabe, hier alles, was in den Lehrbüchern der Auskultation und Perkussion nachzulesen ist, des breiteren darzulegen. Die Voraussetzung jeder Untersuchung ist die genaue Kenntnis der anatomischen und physiologischen Tatsachen, deren Kenntnis von jedem Militärarzt erwartet werden darf.

Von großer Wichtigkeit ist ferner eine sorgfältige Aufnahme der Klagen.

Hat man so das Material beisammen, so wird schließlich das Urteil, ob ein Herzleiden und welches besteht, auf Grund unserer Kenntnisse der Pathologie gefällt. Je umfassender und tiefer diese sind, je sicherer die Untersuchungsmethoden beherrscht werden, mit um so größerer Sicherheit wird die Diagnose gestellt werden können.

In den beiliegenden Uebersichten ist versucht worden, alle für die verschiedenen Krankheitsgruppen in Betracht kommenden Punkte zusammenzustellen.

Die die objektiv nachweisbaren Symptome umfassenden Rubriken ergeben, daß, wie für die auf Klappenerkrankungen beruhenden Herzkrankheiten auch für die hier zu erörternden Krankheiten die physikalische Diagnostik viele Anhaltspunkte an die Hand gibt, so daß für eine ganze Anzahl von Fällen die Frage, ob ein Herzleiden vorliegt, welches die Dienstfähigkeit aufhebt, im wesentlichen sich nach diesen Untersuchungsbefunden beantworten lassen wird.

Auf der anderen Seite ist aus den Tabellen ersichtlich, ein wie großer Wert den anamnestischen Daten vielfach beizumessen ist. Ohne eine sichere Anamnese muß in vielen Fällen das Urteil schwankend bleiben.

Es wird also, und damit kommen wir auf die 2. gestellte Frage, die Notwendigkeit nicht verkannt werden können, dem untersuchenden Arzt diese Unterlagen für sein Urteil zu verschaffen.

Wenn der musternde Arzt angewiesen würde, in allen Fällen, in welchen er eine Herzkrankheit annimmt, oder bei denen er den Verdacht einer solchen hegt, durch die betreffenden Bezirkskommandos Nachforschungen über die Vorgeschichte anstellen zu lassen, so würde dies Material den am Ober-Ersatzgeschäft beteiligten Aerzten zugängig zu machen sein und diesen in den meisten Fällen ein endgültiges Urteil gestatten.

Ich beantworte also die gestellten Fragen dahin:

1. Die frühzeitige Erkennung der nicht auf Klappenfehlern beruhenden Herzkrankheiten ist unter der Voraussetzung, daß der Untersucher die physikalischen Untersuchungsmethoden beherrscht, daß er eine für die Beurteilung oft unumgängliche Vorgeschichte zu verwerten in die Lage gesetzt wird und über ausreichende Kenntnisse in der Pathologie verfügt, mit annähernd derselben Sicherheit möglich, wie die der auf Klappenfehlern beruhenden Herzkrankheiten.

2. Es muß Vorsorge getroffen werden, daß dem untersuchenden Arzte der Ober-Ersatzkommission bezw. später dem Truppenarzt für alle Leute, die ein Herzleiden zu haben behaupten, oder bei denen der Arzt des Musterungsgeschäfts ein Herzleiden angenommen hat oder für wahrscheinlich hält, durch von den Bezirkskommandos anzustellende Nachforschungen eine Unterlage für seine Beurteilung an die Hand gegeben wird.

Herzbeutel-

Krankheit	Entstehung	Krankheits-
		subjektive
Herzbeutelentzündung. 1. akute. 2. chronische.	1. akute kommt nicht in Frage. 2. chronische. Entwickelt sich aus akuter, meist in Gefolge von Rheumatismus, ist dann aber wohl immer mit myokarditischen, häufig auch mit endokarditischen Veränderungen verbunden. Zuweilen sind auch in der Umgebung, in den Mittelfellen Entzündungen vorhanden gewesen, welche zu Verlötungen des Herzbeutels mit Wirbelsäule und Brustfell und Pleura geführt haben, teils mit, teils ohne gleichzeitige totale oder teilweise Verwachsung der Perikardialblätter unter einander. Letzteres Ereignis kann auch ohne die erwähnten Komplikationen vorhanden sein. Daß auch Verletzungen zu Herzbeutelentzündungen führen können, ist selbstverständlich.	Können sehr unbedeutend sein, können andererseits sehr stark ausgesprochen alle Klagen, welche bei mangelhafter Herztätigkeit sich einstellen, darbieten.
		Nervöse Störungen
Nervöse Störung der Herztätigkeit d. h. Störungen von Seiten des Herzens und der Gefäße, welche sich entwickeln auf der Basis eines nicht normalen Nervensystems.	Angeborene und erworbene allgemeine Nervosität. Für letztere gelten alle Ursachen, welche für die Entstehung von Nervosität überhaupt maßgebend sind. Bekannt ist der Einfluß psychischer, namentlich deprimierender Erregungen, die Furcht herzkrank zu sein, manchmal hervorgerufen durch ein unbedachtes Wort gelegentlich einer ärztlichen Untersuchung. Geistige und körperliche Aufregungen, angestrengte, namentlich mit Schlafmangel einhergehende geistige Tätigkeit, geschlechtliche Ausschweifungen, übermäßiger Genuß von Alkohol, Tabak, Kaffee, Tee. Häufig besteht dabei Blutarmut, aber auch kräftige, körperlich gut	Unbehagen, Gefühl von Atemnot, Wogen in der Herzgegend, Klopfen des Herzens, Klopfen in den Arterien, Schwindel, Absterben von Händen und Füßen, Angstzustände bis zu den Erscheinungen der Angina pectoris, unruhiger Schlaf, kurz nach dem Einschlafen unter ängstlichen Träumen mit heftigen Herzklopfen sich einstellendes Erwachen, Appetitmangel, Unregelmäßigkeiten der Verdauung, häufiger Harndrang, psychische Verstimmung,

entzündung.

erscheinungen objektive	Diagnose	Bemerkungen
Bei reiner Verwachsung der Perikardialblätter können objektiv nachweisbare Erscheinungen fehlen. Bei Verwachsung des äußeren Blattes des Herzbeutels mit dem Lungenfell erleidet die Herzdämpfung durch die Atmung keine Aenderung, und fehlt häufig die seitliche Verschiebung des Spitzenstoßes nach außen bei linker Seitenlage. Einziehung eines dem Spitzenstoß entsprechenden Teiles der vorderen Brustwand bei gleichzeitig diastolischem Venenfall am Halse deutet mit ziemlicher Sicherheit auf Verwachsung des verödeten Herzbeutels mit der vorderen Brustwand und der Wirbelsäule durch strangförmige Gewebsmassen. Vereinzelt wird paradoxer Puls gefunden.	Beim Vorhandensein der genannten objektiv nachweisbaren Symptome leicht unter Würdigung der Vorgeschichte. Schwierigkeiten bereitet die differentielle Diagnose von chronischer Herzmuskelentzündung, falls sichere objektive Zeichen fehlen, und von idiopathischer Herzvergrößerung. Unterscheidungsmerkmale sind zu gewinnen durch die genaue Feststellung der Lage des Spitzenstoßes im Verhältnis zur linken Herzgrenze. Da indes die chronische Perikarditis selbst Anlaß sein kann zu Herzdilatation und Hypertrophie, ist die differentielle Diagnose sehr schwer. Besonders ist noch zu betonen, daß systolische Geräusche kratzender und schabender Art im 2. linken Zwischenrippenraum allein nicht berechtigen zu der Diagnose einer Perikarditis.	Dienstfähigkeit aufgehoben bei sicherer Diagnose. Fehlen objektiv nachweisbare Erscheinungen, und klagt der Untersuchte über Leistungsunfähigkeit, so wird, falls das Uebersteheneiner Herzbeutelentzündung sicher ist, große Vorsicht geboten sein, und erst eine genauere Beobachtung die Dienstfähigkeit klar stellen müssen. Dabei wird natürlich auch die Zeit, welche zwischen der Beurteilung und dem Ueberstehen der Herzbeutelentzündung verflossen ist, sowie der sonstige körperliche Zustand und die Beschäftigung, welche der Untersuchte in seinem Zivilberuf getrieben hat, herangezogen werden müssen. Erhebungen über diese Punkte werden zweckmäßig zwischen Musterung und Aushebung bezw. Einstellung durch die Bezirks-Kommandos veranlaßt.

der Herztätigkeit.

Am Nervensystem die Zeichen erhöhter Erregbarkeit, starke Reflexe, unvollkommener Lidschluß; Puls kann ganz regelmäßig sein und von gewöhnlicher Frequenz, auch bei subjektivem Herzklopfen, häufiger Beschleunigung des Pulses, namentlich im Anschluß an irgend welche Vorstellungen, so bei Untersuchungen; Pulsverlangsamung seltener, Unregelmäßigkeiten des Pulses und damit in Verbindung stehende Ungleichheit, manchmal starkes Hervorspringen der Schläfenarterien, deren Füllungszustand rasch wechselt. Am Herzen keine Veränderungen der Größe, Herztöne meist rein, in den Anfällen	Im allgemeinen wird die nervöse Herzschwäche zu häufig diagnostiziert, oft liegt eine allgemeine Leistungsunfähigkeit, nicht bloß eine solche des Kreislaufs den Erscheinungen zu Grunde, die man fälschlich allein auf die nervöse Herzschwäche bezieht. Außer dem Vermeiden dieses Fehlers sind alle organisch bedingten Herzerkrankungen auszuschliessen. Die Unterscheidung von beginnender organischer Herzkrankheit sehr schwer, zumal dann, wenn, was auch vorkommt, die Herzerscheinungen als die ersten Erscheinungen bei Nervosität auftreten. Zur Erkennung der nervösen Natur	Nur leichte Fälle mit klar nachweisbarer Entstehungsursache, deren Beseitigung zu erwarten ist, sind tauglich für den Dienst.

Krankheit	Entstehung	Krankheits-
		subjektive
		Nervöse Störungen
	veranlagte Leute, welche sich großen Anstrengungen ausgesetzt haben, können Zustände nervöser Herzschwäche bekommen. Inwieweit auch akute Erkrankungen, Typhus und Influenza mitspielen, ist unbestimmt. Erlittene Unfälle führen sowohl direkt, als auf dem Umwege der Entwickelung einer sogenannten traumatischen Neurose zur nervösen Herzschwäche.	Unlust zu jeder Tätigkeit, plötzlich auftretender und rasch verschwindender sogenannter vasomotorischer Schnupfen und andere vasomotorische Störungen.
		Idiopathische
Idiopathische Herzvergrößerung umfaßt die Fälle von Vergrößerung d. Herzens, häufig verbunden mit Hypertrophie, die sich nicht im Gefolge von Klappenfehlern, Schrumpfniere und Arterienatherom entwickeln, sondern	ihre Entstehung verdanken entweder sehr reichlicher Ernährung des Körpers, besonders Biergenuß oder der Einwirkung starker Körperarbeit bei gleichzeitigem reichlichem Genuß geistiger Getränke. Gerhardt sah nach Epilepsie und nach Bleivergiftung die Krankheit auftreten. Die von Fräntzel als eine der Ursachen angeschuldigte angeborene Enge des Aortensystems wird kaum noch als solche anerkannt. Die als Ursache angegebene Weite des Aortensystems kommt praktisch nicht in Frage. Verödung des Herzbeutels, Verwachsung desselben mit der Brustwand führen gelegentlich zu Herzhypertrophie. Henschen sah Herzhypertrophie bei Skiläufern. Akute, auf einmalige Ueberanstrengung des gesunden Herzens zurückzuführende Erweiterung kann in einen Dauerzustand übergehen. Oft wirken mehrere Ursachen zusammen. Meist ist die Entwickelung eine langsame.	Abnahme der Leistungsfähigkeit bei körperlichen Anstrengungen, Herzklopfen, Schwindel, starkes Klopfen der Halsgefäße, Kurzatmigkeit, Schmerzen in der Brust, namentlich der linken Seite, Erregbarkeit, Unfähigkeit die linke Seitenlage einzunehmen. In leichteren Fällen treten alle diese Klagen nur bei oder nach Anstrengung hervor.

erscheinungen objektive	Diagnose	Bemerkungen

der Herztätigkeit (Fortsetzung).

Embryokardie, manchmal systolische Geräusche. Fraglich und nur von einigen Autoren angegeben besonders große Verschieblichkeit des Herzens, von anderen ständig erhöhter Blutdruck und wieder von anderen auffallende Neigung zu funktioneller Erweiterung, die auf Reize hin rasch zurückgehen soll.
Gesichtsfarbe meist blaß, nie Cyanose.
Die Erscheinungen d Schwäche des Zirkulationsapparats pflegen des Morgens nüchtern am stärksten zu sein.

läßt sich der Umstand verwerten, daß bereits geringe körperliche Anstrengungen organisch bedingte Erscheinungen verschlimmern, nervös bedingte unbeeinflußt lassen oder bessern.
Positiv verwertbar ist:
Nachweis der Nervosität, Unstimmigkeit zwischen objektiven und subjektiven Erscheinungen, Fehlen von objektiv nachweisbaren Veränderungen der Herzgröße und von Stauungserscheinungen namentlich in der Leber u. in den Nieren.
Für die Unterscheidung von Arteriosklerose kommt das jugendliche Alter in Betracht.
Die auf nervöser Schwäche beruhenden Anfälle von Angina pectoris kennzeichnen sich durch andere Lokalisationen der Schmerzempfindungen, die in beide Arme, auch in den Unterleib ausstrahlen vom Herzen aus, während bei den echten stenokardischen Anfällen nur der linke Arm befallen zu sein pflegt, ferner ist dabei die Atmung meist oberflächlich, die Urinabsonderung stets reichlich. (Urina spastica.

Herzvergrösserung.

Die Erweiterung des Herzens gibt sich kund in Vergrößerung der Herzdämpfung — welche Umstände diesen Nachweis erschweren können, muß als bekannt vorausgesetzt werden. —
Bei einfacher Dilatation weicher, kleiner, Puls, welcher nach Körperanstrengungen noch mehr an Spannung abnimmt,
dabei schwache Herztöne, Herzspitzenstoß kann kräftig sein.
Bei gleichzeitiger Hypertrophie harter Puls.
Herztöne oft unverändert.
Verstärkung des 2. Aortentons deutet auf Hypertrophie des linken, solche des Pulmonaltons auf Hypertrophie des rechten Ventrikels.
Als seltene Erscheinung akuter Dilatation ist das Fehlen des Pulses in den Armarterien ohne sonstige Erscheinungen an den Armen hervorgehoben.
In schwereren Fällen von Dilatationen und Hypertrophie fehlen nicht Stauungserscheinungen und Unregelmäßigkeiten der Herztätigkeit.

stützt sich auf den Nachweis der Herzvergrößerung bezw. Hypertrophie nach Ausschluß der sonstigen Ursachen für eine solche, namentlich der Klappenerkrankungen und Nierenerkrankungen und nach Ausschluß von chronischer Perikarditis.
Die Arteriosklerose kommt in dem militärpflichtigen Alter nicht in Frage.
Differentialdiagnostisch sind die Störungen der Herztätigkeit, welche sich nicht selten in der Pubertät finden, zu berücksichtigen. Hier täuscht oft die bei noch weicher und elastischer Brustwand sich auffallend weit bemerkbar machende pulsatorische Erschütterung des Brustkorbes eine Verschiebung des Spitzenstoßes weit über die Brustwarzenlinie hinaus und damit eine Hypertrophie vor. Es schützt das Fehlen einer Verstärkung der 2. Töne, das Fehlen erhöhter Pulsspannung vor Verwechselung. Zudem haben die Erscheinungen der Pubertät einen ausgesprochenen nervösen Charakter.

Festgestellte Dilatation und Hypertrophie schließt die Tauglichkeit aus.

Herzmuskel-
a) funktionelle

Krankheit	Entstehung	Krankheits-subjektive
Funktionelle Herzmuskelschwäche (akute Herzdilatation).	Hereditäre Momente wahrscheinlich, Blutarmut, Ueberanstrengung durch körperliche Arbeit. übertriebener Sport, häufige starke nervöse Erregungen, Alkoholvergiftung, Infektionskrankheiten, mangelnde Körpertätigkeit, die das Herz schwach werden läßt, sodaß es plötzlich an ihn herantretenden Forderungen nicht mehr gewachsen ist, sowohl bei mageren, als auch bei fettleibigen Personen vorkommend. Zuntz und Schumburg haben bei ihren Versuchen über den Marsch auch bei gesunden Personen bei Steigerung der Ansprüche Herzerweiterungen, namentlich des rechten Ventrikels gefunden, welche sich spätestens am nächsten Morgen, meist früher verloren.	Nach geringen oder stärkeren Anstrengungen auftretende unbehagliche Gefühle in der Herzgegend mit Schmerz und Herzklopfen, Kurzatmigkeit, allgemeine Mattigkeit, Störungen des Appetits und der Verdauung, Kopfschmerzen.

b) chronische

Chronische Myokarditis, meist kombiniert mit Endo- und Perikarditis, doch ohne Klappenerkrankung und ohne Ausschwitzung in den Herzbeutel.	kann von Anfang an chronisch sich entwickeln und ist dann in ihrer Entstehung oft recht dunkel (Alkoholismus? Syphilis?) oder entwickelt sich aus akuter Myokarditis nach Gelenkrheumatismus, Typhus, Scharlach, Diphtherie, Infektionen mit Eiterkokken, Syphilis, wohl auch nach Influenza.	Abnahme der Leistungsfähigkeit sowohl psychisch wie körperlich, abnorme Erregbarkeit, schon nach geringen Anstrengungen auftretende Atemnot, letztere manchmal anfallsweis, auch ohne Anstrengung, Druck auf der Brust mit Angst, Schmerzen und Unruhe, Verdauungsstörungen, später Stauungszustände in Lunge, Leber, Nieren und venösem Kreislauf.

erkrankung.

Herzmuskelschwäche.

erscheinungen objektive	Diagnose	Bemerkungen
Herztätigkeit kann regelmäßig sein, ist häufiger beschleunigt und unregelmäßig, Verbreiterung des Herzspitzenstoßes, Verstärkung desselben bei gleichzeitigem niedrigen Druck in der Radialarterie, sogenannter Gegensatz, Auftreten von Galopprhythmus, mehrfach fand ich lange Zeit nach überstandener Anstrengung Verstärkung des 2. Pulmonaltons ohne sonstige Veränderung am Herzen. Schott meint, daß er in der Gymnastik und den auf gymnastische Uebungen folgenden Veränderungen der Herzgröße ein Reagenz besitze für die Diagnose der funktionellen Schwäche des Herzmuskels, eine Ansicht, die nur von wenigen geteilt wird.	stützt sich auf Berücksichtigung der ganzen Persönlichkeit und der ätiologischen Momente. Bei Feststellung der etwa vorhandenen Dilatation ist besondere Rücksicht auf den Stand des Zwerchfells geboten, da Hochstand desselben Herzvergrößerung vortäuschen kann. Differentialdiagnostisch kommt in Betracht: a) nervöse Herzschwäche. Als Unterscheidungsmerkmal kann dienen das Verhalten des Pulses nach geringen Anstrengungen, der bei nervöser Störung gute Spannung, bei funktioneller Herzmuskelschwäche Abnahme der Spannung zeigt, b) leichte Formen von Myokarditis nach Infektionskrankheiten. Hier große Vorsicht geboten, zumal der Zeitraum zwischen überstandener Infektion und beginnender Myokarditis ein ziemlich langer sein kann.	Beurteilung der Dienstfähigkeit schwierig. Sicher nachgewiesene bleibende Dilatation schließt Dienstfähigkeit aus. In den Fällen, bei denen bei geringen Erscheinungen die Diagnose zwischen funktioneller Schwäche und Myokarditis schwankt, längere Beobachtung erforderlich, am besten im Lazarett. In Fällen funktioneller Schwäche infolge Untätigkeit Dienstfähigkeit durch vorsichtige Uebung zu erzielen. Urteil, ob dies möglich, durch sorgfältige Ueberwachung, zu welcher sich militärische und militärärztliche Vorgesetzte verbinden müssen, zu gewinnen. Ueberwachung während des Diensttuns, keine Lazarettaufnahme.

Myokarditis.

Frühzeitig Cynose, Herzdilatation, meist nach beiden Seiten, weicher niedriger Spitzenstoß, Herztätigkeit unregelmäßig und ungleichmäßig, fast immer beschleunigt, Herztöne schwach, rein. Nach Jürgensen gibt es kein Herzgeräusch inklusive des perikardialen Reibens, was nicht bei chronischer Myokarditis auftreten könnte.	In ausgesprochenen Fällen leicht, aber schwer und unmöglich die nähere anatomische Grundlage zu bestimmen. Die Feststellung der Herzinsuffizienz gelingt leicht. Für das militärpflichtige Alter kommen differentialdiagnostisch außer den Klappenfehlern, von denen eine genaue Abgrenzung im Stadium der Herzinsuffizienz oft unmöglich ist, für die beginnenden Fälle die funktionellen Herzmuskelerkrankungen in Frage.	Dienstfähigkeit aufgehoben. Entscheidung bei einigermaßen ausgesprochenem Krankheitsbild leicht zu treffen. Bei objektiv geringfügigen Symptomen große Vorsicht geboten, genaue Erhebung der Anamnese notwendig, Entscheidung erst nach längerer Zeit und Lazarettbeobachtung zu treffen. Es empfiehlt sich, die Beweise für das Ueberstehen einer zu chronischer Myokarditis führenden Krankheit in der Zeit zwischen Musterung und Aushebung bezw. Einstellung durch Vermittelung der Bezirkskommandos beibringen zu lassen.